自動車などを好む子どもが多いので、鉄道の図鑑を見せたり、鉄道博物館に連れて行ったりするのもよいでしょう。鉄道博物館には、「鉄ちゃん、鉄子」と呼ばれている鉄道好きの子どもがたくさん集まってきます。

ミニカーを集めるのが好きな子どもなら、ミニカーを次々に買い与えるだけでなく、一歩進めて、オモチャ博物館に行ったり、「ミニカーの本物を見よう」と誘って自動車工場に行ってみたりして、発展させましょう。子どもの興味に関連のあることを体験させながら、世界を広げていくことが大切です。

遊ばせてくれるだけのテーマパークより、本人が能動的に働きかけるような方向性があることが、子どもの糧《かて》になります。

Q6 習い事が長つづきせず、もう3つもやめてしまいました。

A やめて当たり前と思って、体験させてあげましょう。

習い事の一番の目的は、いろいろなことを体験させて、子どもの世界を広げることです。つづかなくても、その子に向いているものを探すプロセスであり、トライアルなのです。親御さんは、つづけさせることを目的にしがちですが、途中でやめて当たり前です。一度始めたら最後までつづけなくてはダメというような考え方をしないようにしましょう。ですからどんな習い事をするのでも、1年分の月謝を前払いしないようにするとよいでしょう。

もちろん、適度な励ましや褒め言葉をかけることは大切ですが、無理強いするのはよくありません。子どもが興味を持ち、楽しいと感じる習い事は、自然につづくようになります。

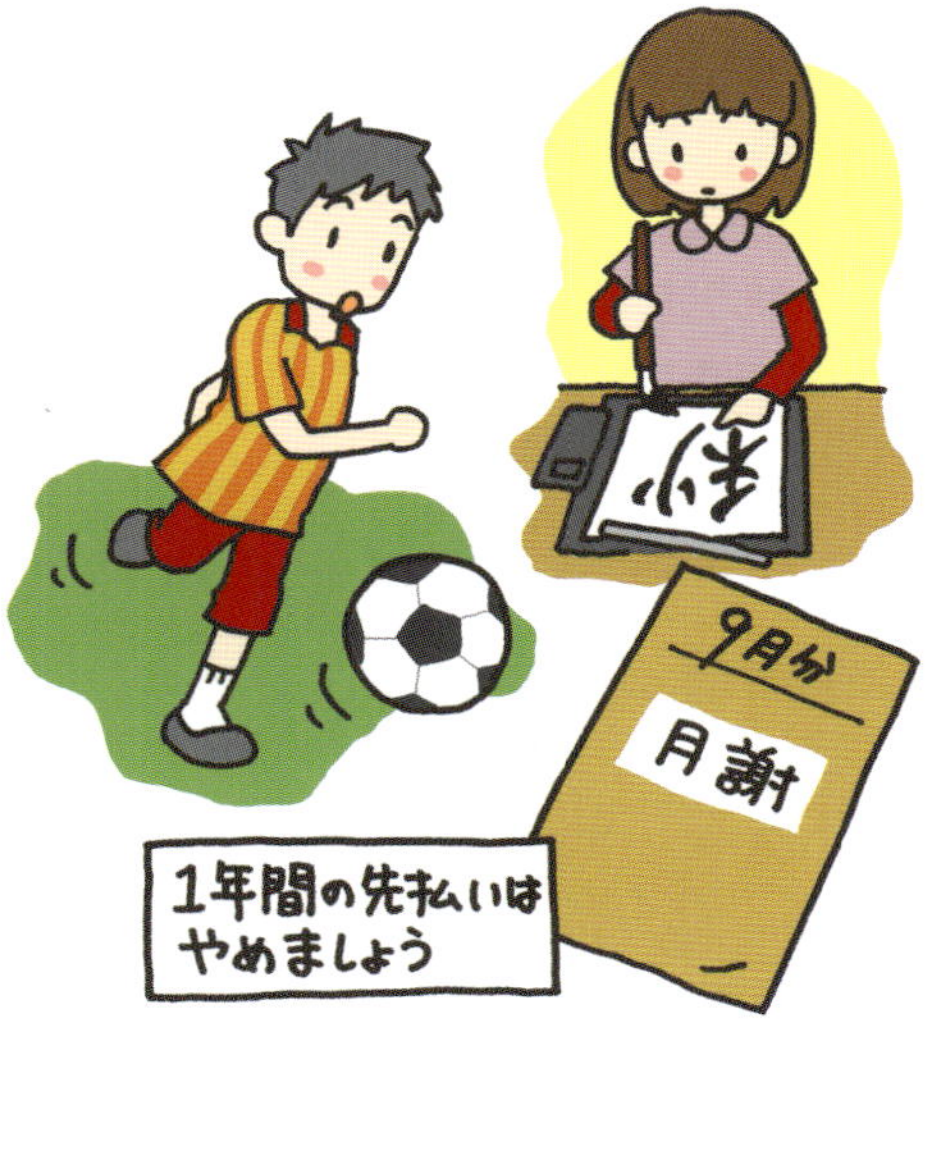

Column

パニックを起こすのはなぜ？

自閉症スペクトラムの子どもたちは突然、奇声を発したり自分の腕にかみついたり、ほかの人にかみついたりする「問題行動」を起こすことがあります。こうした問題行動は、「不適切行動」「不適応行動」「パニック」などとも呼ばれます。どうしてこのような行動を起こしてしまうのでしょうか。

　彼らの置かれた状況は、言ってみれば文化も言葉もよくわからない外国にひとりぼっちでいるような状況だと思ってください。彼らはいつも「次に何をすればいいのか」わからないので、常に不安とストレスを抱えているようなものなのです。パニックは、このような不安が爆発したあらわれなのです。

　一方、パニック以外の問題行動を起こすのは、ほかにコミュニケーション手段の取り方がわからなくなったときの自閉症スペクトラムの子どもたちの意思表示と考えられるものがほとんどです。

　自閉症スペクトラムの子どもは会話もふつうに行い、一見特に問題がないように見えますが、人とのかかわり方の「ズレ」からストレスを抱えていることに変わりはありません。

　子どもがパニックを起こしそうな気配を見せたら、すぐに子どもの気持ちになって、「くやしかったから大きな声を出したのかな」といったように子どもの行動を言語化してあげると落ち着くことがあります。そのあとで、その場所から違う場所に移動させて、落ち着くまでそっとしておくことが基本です。

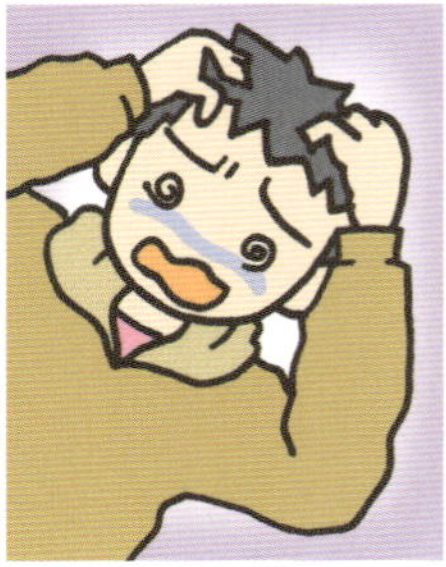

問題行動の理由や原因

問題行動には必ず理由や原因があります。

◆予期していないことが起きた
- スケジュールが突然変わったり、予定や時間割の内容が理解できていない。

◆言葉が通じていない
- 言われていることが理解できない。

◆自分の意思や要求が伝えられない
- 何かしてほしいことがある。
- 何かほしいものがある。
- 何か気づいてほしいことがある。

◆不快なことがある
- 不快な音や声が聞こえる。
- 目ざわりな人や物が見える。
- 不快な感触がある。

◆とまどう環境に置かれている
- 休み時間に何をすればいいのかわからない。
- 自由にしていいと言われても、何をしていいのかわからない。
- 今やっていることをいつまでやればいいのかわからない。
- 空間の雰囲気やようすが突然変わった。

第4章 幼稚園、学校ができること

自閉症スペクトラムの子どもたちは、学校や周りの友だちの対応次第で学校生活が楽しくもなれば苦痛にもなってしまいます。子どもが楽しく学校で学べたり友だちと遊んだりできるように、彼らの特性を理解して実践していきましょう。

幼稚園や学校、友だちにも特性を伝えていいの？

自閉症スペクトラムの特性を幼稚園や学校、周囲の友だちにどのように伝えるかということに、親御さんも慎重になると思いますが、できるだけ詳しく説明したほうが、結局は子どものためになります。

子どもの特性を正直に先生に話す

特別支援教育がスタートしたこともあり、幼稚園、小学校など学校関係者の、自閉症スペクトラム、ADHD、LDをはじめとする発達障害の子どもに対する理解度は深まってきています。

小学校入学前の就学時健診で、自閉症スペクトラムなどの発達障害の特性が認められた場合は、学校側も生徒の状態を把握することができます。ただ、就学時健診で特性が見つからなかったり、保護者が子どもの状態をはっきりと伝えていなかったりすると、学校側も適切な対応をとれないことがあります。

このようなことをさけるためにも、人とのかかわり方をはじめ、子どもの特性をできるだけ詳しく幼稚園や学校側に伝えることが大切です。

発達障害について学校やほかの子どもの保護者に伝えると、「子どもがいじめられるのではないか」といった心配もたしかにあるでしょう。

しかし、自閉症スペクトラムは、個人により、その特性が大きく違うだけに、担任の先生がその特性を理解しているかどうかで、その子どもへの教育や学校生活は大きく変わってきます。

適切な教育が受けられるように親御さんは先生や学校と密接に連絡を取りましょう。

友だちや保護者にも理解してもらうために

自閉症スペクトラムの子ども

子どもの特性を正直に話しましょう

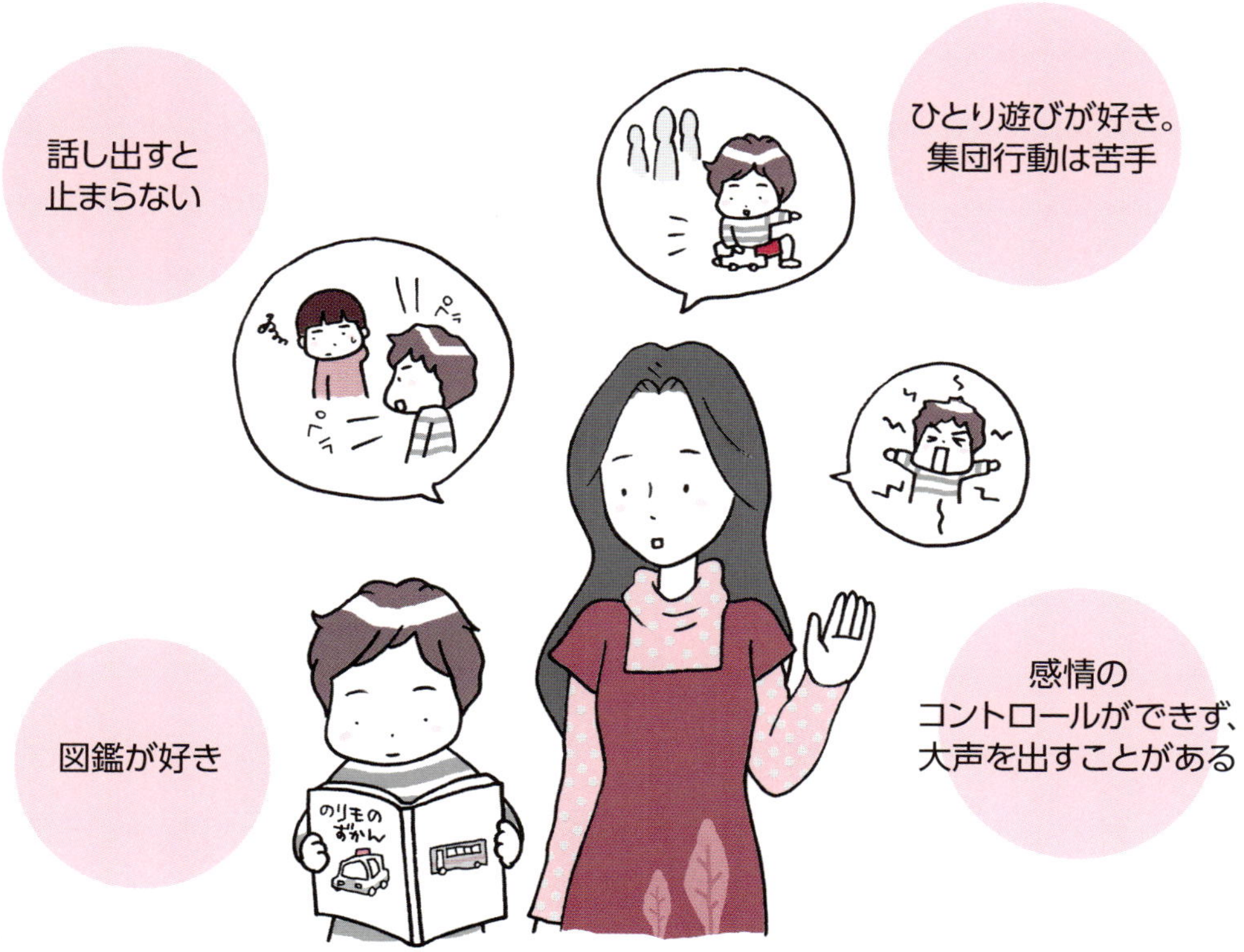
話し出すと
止まらない
ひとり遊びが好き。
集団行動は苦手
感情の
コントロールができず、
大声を出すことがある
図鑑が好き
のりものずかん

は、その特性のためにさまざまな誤解を周りから受ける恐れがあります。からだに触れられただけで大きな声を出してしまい、友だちから敬遠されてしまったり、クラスの保護者からの誤解にもとづいたウワサによっていじめられたりすることもあります。

子どもの特性について担任の先生からクラスメートに話してもらうことも重要ですが、親御さんも保護者会などには積極的に参加して、誤解を生まないように説明して、理解してもらうことも大切なことです。

先生からクラスの友だちに話すことで、特性を持つ子どもが傷つくこともあるので、先生とよく話し合って適切なときに話してもらうようにしましょう。

クラス内のトラブルは早期解決して2次障害を防ぐ

中学校、高校と進んでくると学校生活でのトラブルが不登校や問題行動などの2次障害につながってくる可能性があります。

共通認識を持ってトラブルを防ぐ

すでに何度か述べているように自閉症スペクトラムの特性は、その子どもの個性であり、人によって大きく変わってきます。ひとりでいることが好きな子どももいれば、積極的に話しかける子どももいます。ただ、特性のために人とのかかわり方にズレがあり、思わぬトラブルに発展してしまうことがあるのです。

子どもがまだ小学校の低学年のときは、トラブルも比較的にわかりやすく、どちらかといえば解決しやすいものです。しかし、中学、高校と成長する過程で、トラブルに適切な対処を行わないと、不登校や暴力行為といった2次障害につながる危険性が大きくなってきます。

トラブルを防ぐには、何といっても本人が持っている特性に対して、家族、学校が共通認識を持つことです。

ただし、クラスメート全員に本人の特性を説明することは特別扱いになってしまい、本人にとっては劣等感につながってしまうこともあります。説明に関しては本人や家族の了解を取ってから行う必要があります。

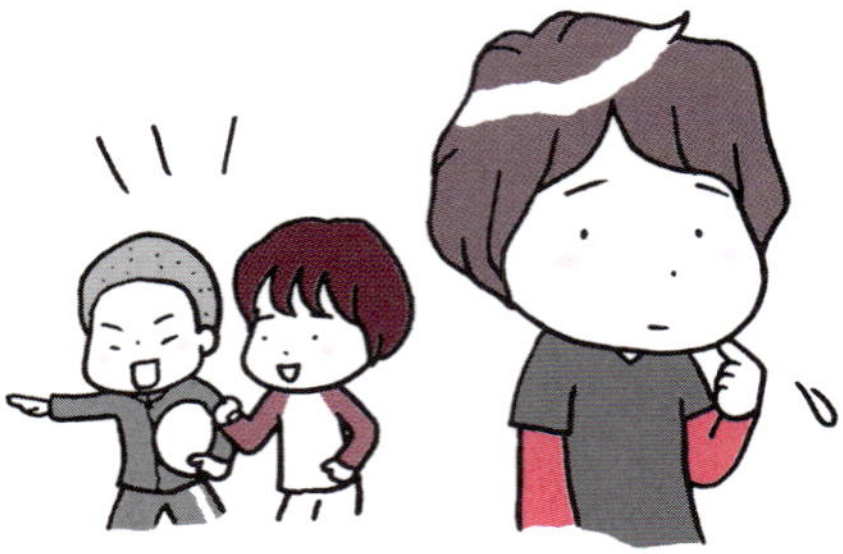

特別扱いが劣等感になる子も…

トラブルはできるだけ早く解決する

もし、トラブルが起きたら、できるだけ早く対処しましょう。特性を持っている子どもは、時間的な経緯の認識が苦手な場合があります。時間が経ってしまうと、「なぜ、友だちが怒っているのか」ということを本人が理解できず、感情的なしこりが残ったり、同じようなトラブルを繰り返し起こしたりしてしまう危険性があります。

だれでもトラブルがつづいたり人から敬遠されたりすれば自信をなくしてしまいます。自閉症スペクトラムの子どもは、しかられたり友だちとトラブルを起こしたりして強いショックを受けると、その経験を忘れられずにいつまでも引きずる場合があります。その後、同じような状況になると、その時のショックがよみがえり、再び強いショックを受けてしまいます。そのような現象が「フラッシュバック」です。フラッシュバックによって被害妄想になったり、不登校になったりしてしまうこともあります。

2次障害を防ぎ、子どもが楽しく学校生活を過ごせるためには、トラブルの早期解決とクラスメートの理解が欠かせないのです。

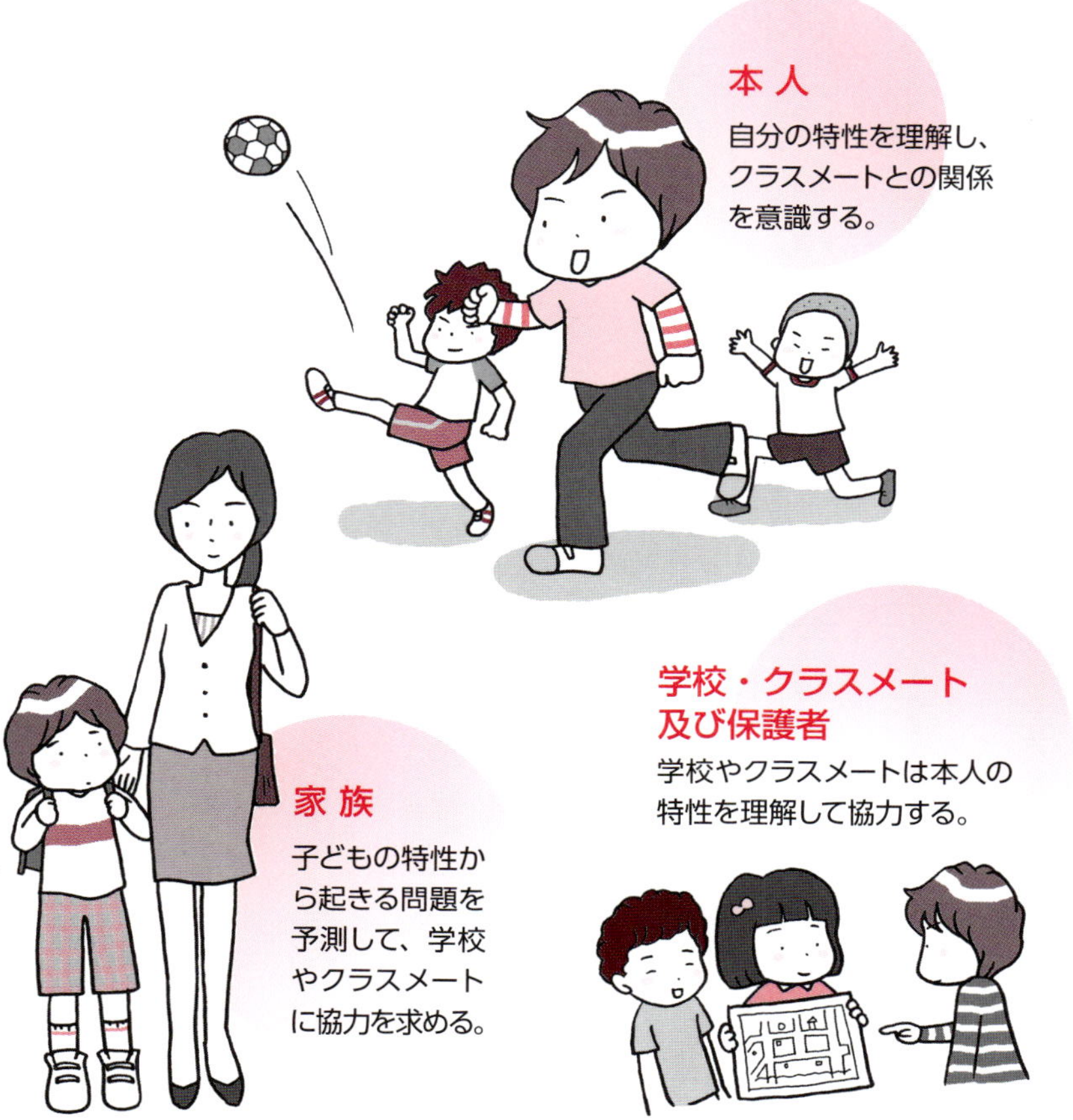
本人
自分の特性を理解し、クラスメートとの関係を意識する。
学校・クラスメート及び保護者
学校やクラスメートは本人の特性を理解して協力する。
家族
子どもの特性から起きる問題を予測して、学校やクラスメートに協力を求める。

自閉症を支援するTEACCH（ティーチ）プログラムって何？

現在、世界の45カ国以上の国々で実践されている自閉症の療育プログラムが、TEACCHです。学習面や生活面の支援に大きな効果をあげています。

日本でも導入されているTEACCHプログラム

TEACCHは、1960年代から米国で実践されてきた自閉症スペクトラムの子どもを支援する療育プログラムです。現在は日本でもTEACCHが療育《りょういく》の主流になりつつあります。

TEACCHは、自閉症スペクトラムなどの子どもの特性や個性を尊重し、ありのままを受け入れようとするものです。その上で、子どもたちが抱えている知覚や認知のギャップを一つひとつていねいに埋めて、特性を持つ子どもたちが社会の中で安心して暮らしていけるように、生涯にわたって支援していくプログラムです。自閉症スペクトラムの子どもたちが、生き生きとした人生を送るための療育支援ともいえるものなのです。

TEACCHの実践的手法の一つが、部屋の中を目的別に区切ったり、物事の手順をイラストを使ってひと目でわかるように環境を整える「構造化」です。自閉症スペクトラムの子どもは、耳で聴く言葉よりも目で見たものを理解しやすいことに着目したアプローチ法です。

TEACCHの歴史

TEACCHは1960年代の半ばごろ、米国・ノースカロライナ大学のE・ショプラー教授らによって始められました。72年にはノースカロライナ州政府がTEACCHの支援を正式に決定しました。現在までに9つの地域センター、就学前の子どもの療育をするプレスクール、自閉症者が居住するグループホーム、就労支援センターなどさまざまな施設が設置されています。

また、州内の公立学校にTEACCHクラスが導入されていたり、地域のさまざまな場所でTEACCHが公式のプログラムとして実践されたりしています。

日本でも2005年に「発達障害者支援法」が施行されて、発達障害者支援センターが全国に設置されています。このセンターでも各地の文化や地域性に合わせたTTEACCHプログラムを導入し、応用実践の拠点として機能している地域や施設も少なくありません。

TEACCHの4つの基本理念

1 個人の特性を尊重する

自閉症スペクトラムとひとくくりにしないで、一人ひとりの特性を尊重する。

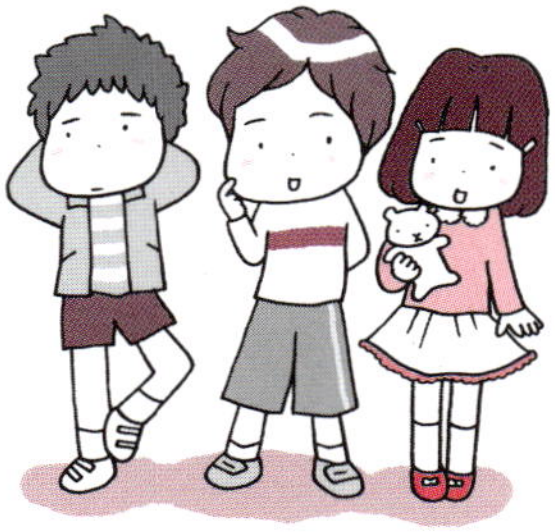

2 専門家と相談する

医師や保健師など専門家と相談しながら進めていく。

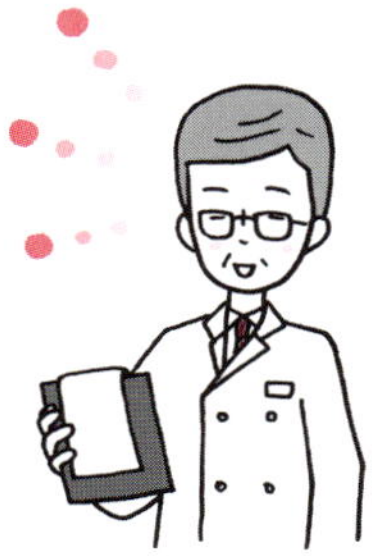

3 大人が子どもに歩み寄る

子どもの歩みに大人が合わせ、理解させるのではなく、理解を助ける姿勢で接する。

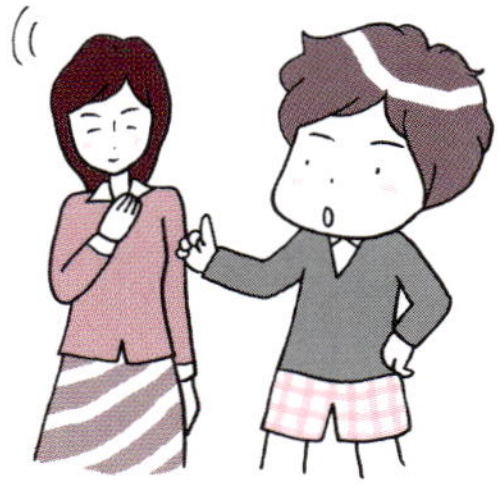

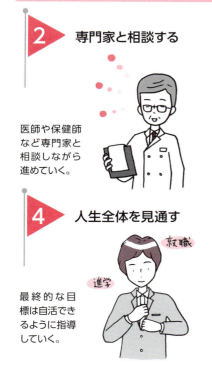

4 人生全体を見通す

最終的な目標は自活できるように指導していく。

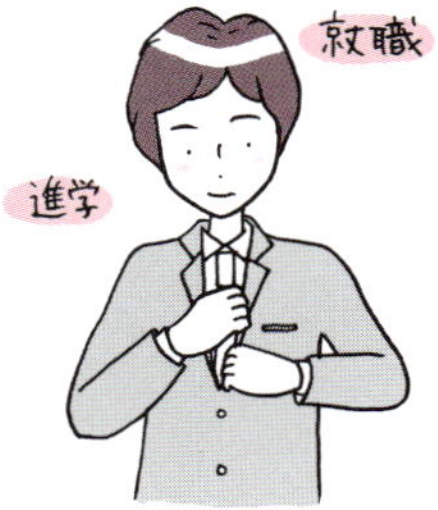

TEACCHの詳細については、『本当のTEACCH自分が自分であるために』（内山登紀夫／学研）などを参考にしてください。

療育とは

療育とは、自閉症スペクトラムなどの発達障害を持つ子どもとその家族をサポートしながら、その子どもの特性や成長のペースに合わせた適切なかかわりの仕方を教え、生きづらさをやわらげていくことです。各地の療育施設で週に1〜数回、食事、身支度、運動などを自分でできるように、専門知識や経験を持つ作業療法士、言語聴覚士、臨床心理士などを中心に行われています。施設によって期間や内容、時間等が異なり、親子で参加するところ、同年齢のグループで参加するところ、療育相談を行っているところなどさまざまです。通常の幼稚園に通いながら療育施設に通っている子どももいます。

療育を行う施設については、最寄りの自治体の福祉課や児童課、発達障害者支援センターなどに問い合わせてください。乳幼児検診などのときに、療育施設を紹介されることもあります。

教室の環境を過ごしやすくする

自閉症スペクトラムの子どもは自分の置かれた環境がはっきりした形を持っていると安心します。子どもが落ち着いて授業や学校活動ができるように教室内を工夫しましょう。

目から入る情報をできるだけ減らす

一般的に自閉症スペクトラムの子どもは、目から入ってくる情報にとても敏感です。窓から外が見えると注意が外に向いてしまい、授業に集中ができないことも少なくありません。

そういう子どもの席は窓際をさけて、できるだけ教室の前のほうへ寄せて先生の近くの席に移しましょう。特性を持っている子どもには、授業の進行や作業の指示を繰り返す必要もありますから、できるだけ先生の近くに席があるほうがいいでしょう。

また窓の下部には外が見えないようなシールを貼《は》るか、カフェカーテン風にして、子どもの視線をさえぎることで外に気を取られないようにすることもできます。

特性のある子どもは外に限らず教室の中のさまざまなものに目が行ってしまいます。教室の壁に地図が貼ってあったり図工などの作品が棚に飾られたりしている場合もあります。彼らはそうした授業に関係のないものにも気を取られ

気が散らないように工夫しましょう

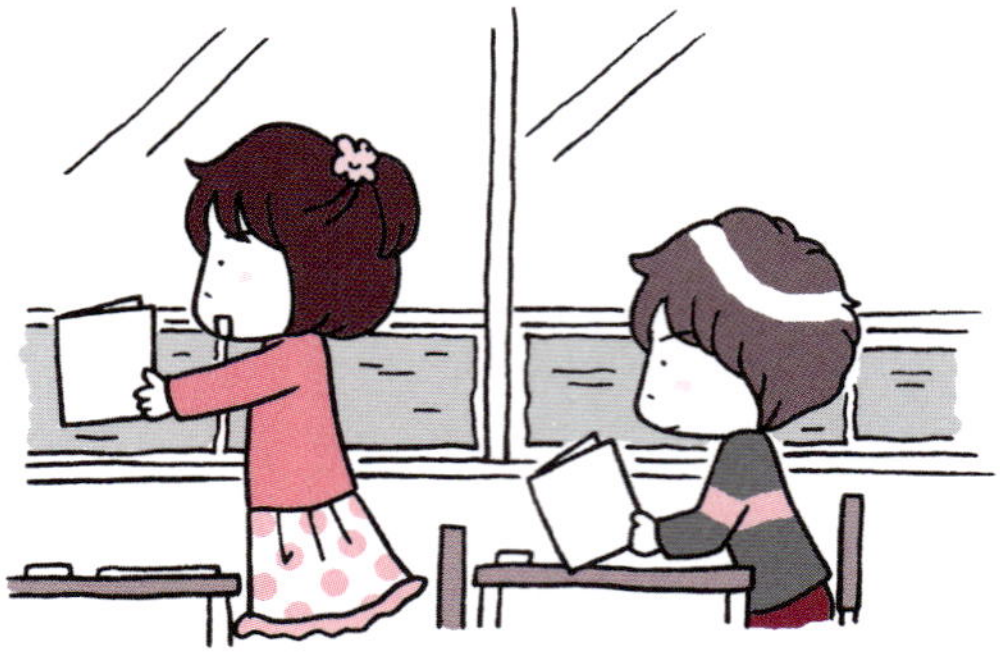

窓の下部にシールを貼って子どもが外に注意をそらさないようしましょう。

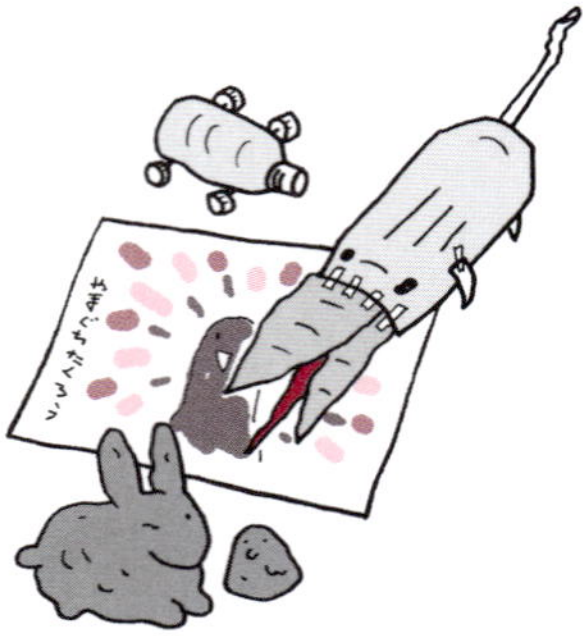

教室の中には子どもの気が散るものを置かないようにしましょう。

がちです。

　時間割やスケジュール表など、授業に関係があるものや子どもの行動を助けるための掲示物以外はできるだけ置かないほうがいいでしょう。

給食時間や授業内容によって机の配置を変える

　特性を持っている子どもは多目的に使う自由な空間が苦手です。授業も工作もお弁当を食べるのも同じ場所で行うという状態だと、とても落ち着かないのです。

　時間と次にすべきことが変わったとはっきり認識させるには、机を移動させて位置を変えることが簡単で効果があります。

　たとえば、給食やお弁当の時間になったら机とイスの位置を変え、テーブルクロスをかけることで視覚的な違いがはっきりして、子どもは「次は給食の時間」と認識し安心します。同じように、図工など実技を教室で行うときも、机の位置を変えることで「次の行動」に移りやすくなり、子どもは安心します。


給食や授業内容によって机の配置を変えましょう

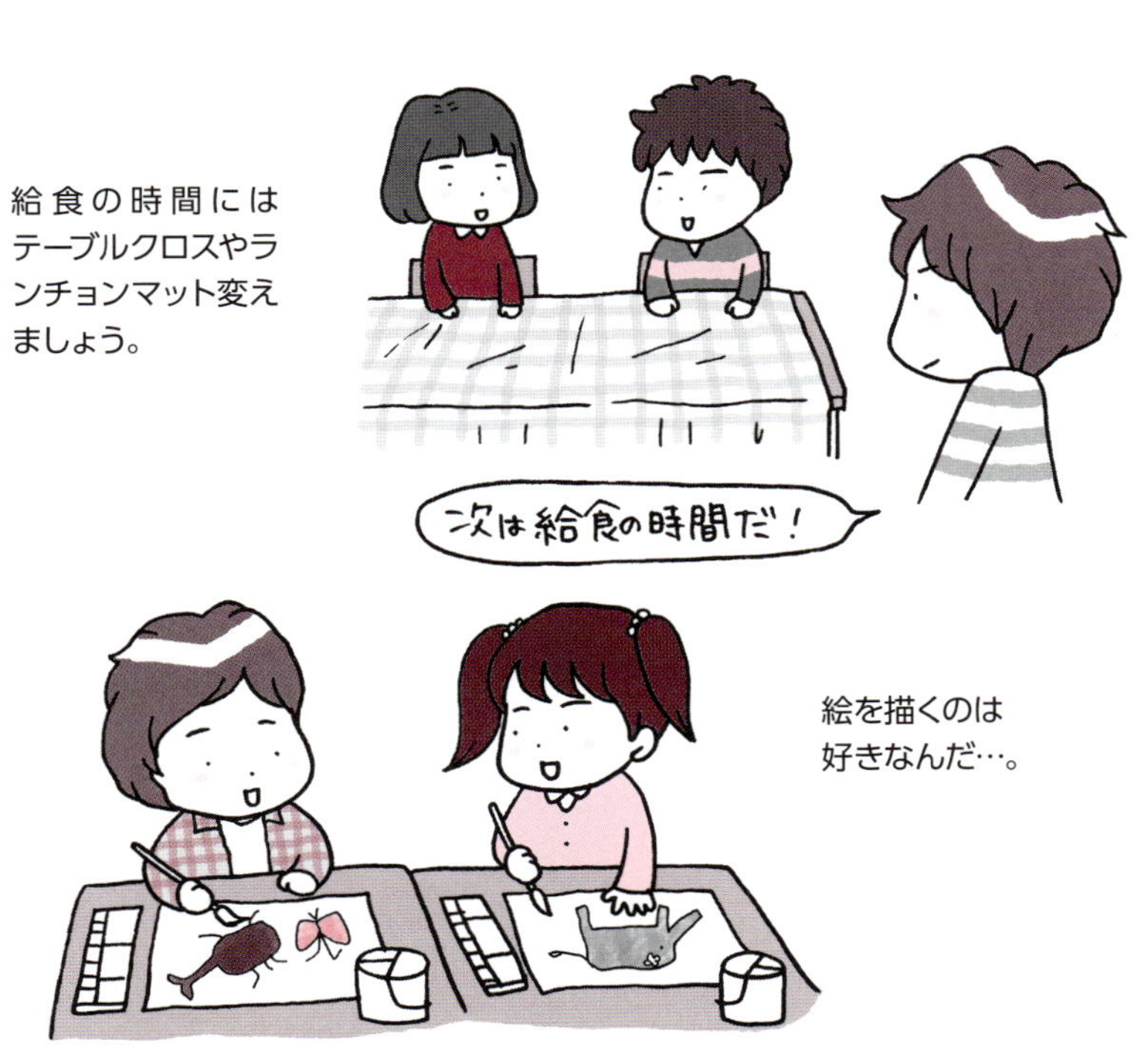
給食の時間にはテーブルクロスやランチョンマット変えましょう。
次は給食の時間だ！
絵を描くのは好きなんだ…。

授業や行事の変更は早めに伝える

自閉症スペクトラムの子どもは、スケジュールの変更や突然の変化に対して大きな不安やとまどいを感じてしまいます。予定が変わったときは早めに伝えるようにしましょう。

予定が急に変更されると子どもは不安になる

特性を持っている子どもが突然のスケジュール変更に不安になったりとまどってしまうのは、想像力の障害や認知の仕方に偏《かたよ》りがあるからです。

予定が変わってもその後の変化を想像できれば、とまどうことはありません。しかし、彼らは次の状態が想像できないので混乱してしまうのです。

学校でも授業内容や行事の予定はしばしば変わるものです。そんなときは、以下の点に注意して、子どもに説明してあげましょう。

1 変更はできるだけ早く伝える

教室やスケジュールが変更になったときは、できれば前日に伝えましょう。遅くても当日の朝には伝えてください。

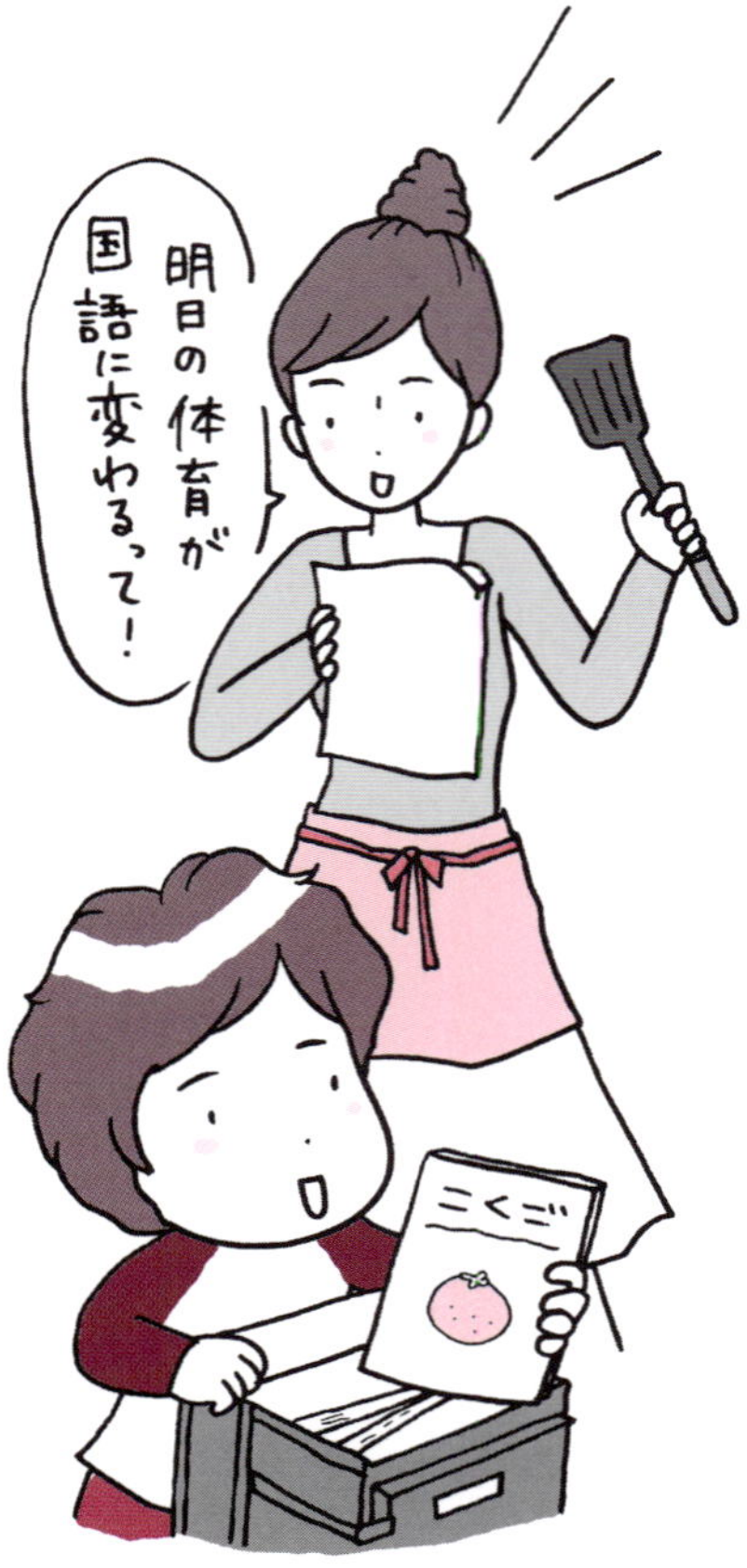

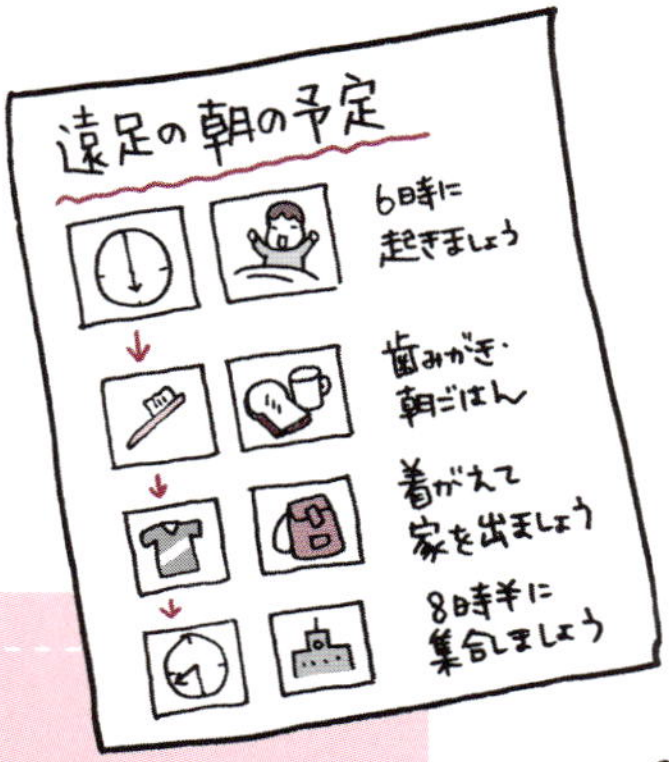

2 わかりやすい言葉で伝える

「明日の音楽の授業は、この教室でやります」「明日の遠足の集合時間は8時30分です」といったように短く簡潔な言葉で伝えましょう。

3 絵カード・スケジュール表などを使う

言葉だけで理解しにくいときは、絵カードや言葉のカード、あるいはスケジュール表などを使って説明することで子どもは理解しやすくなります（89ページ参照）。

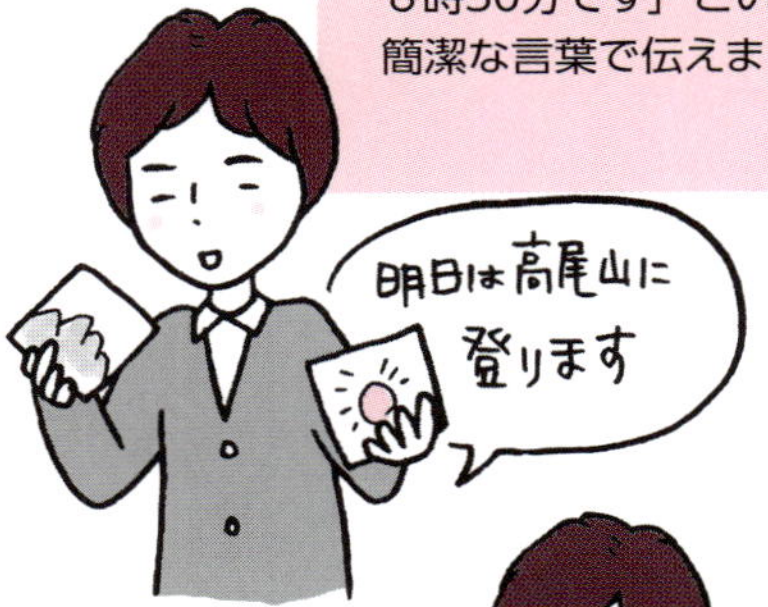
明日は高尾山に登ります

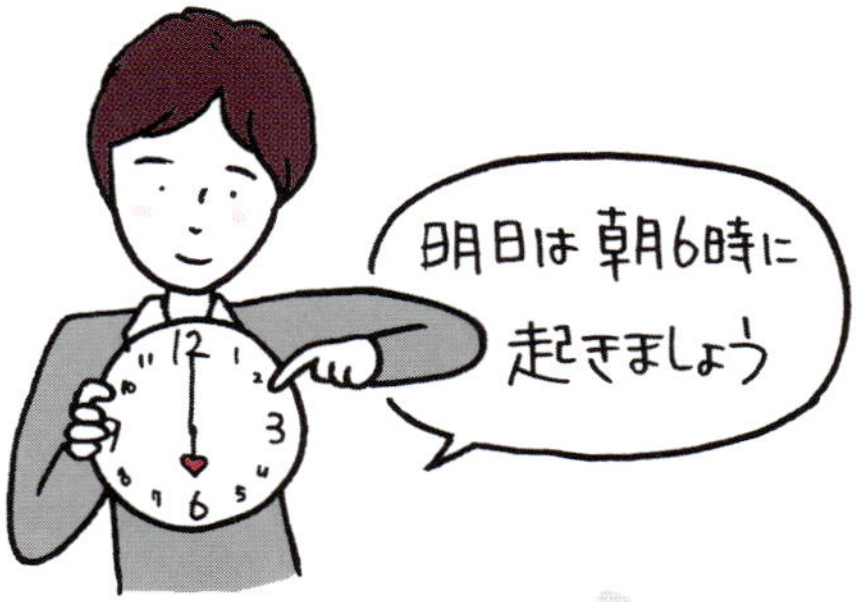
明日は朝6時に起きましょう

4 変更後の行動を教える

変更後の行動を具体的に教えます。この点が納得できれば比較的すぐに得心します。

5 根気よく説明する

本人が納得し理解できるまで、根気よく繰り返します。数日前からわかっている場合は、親からも説明してもらいましょう。

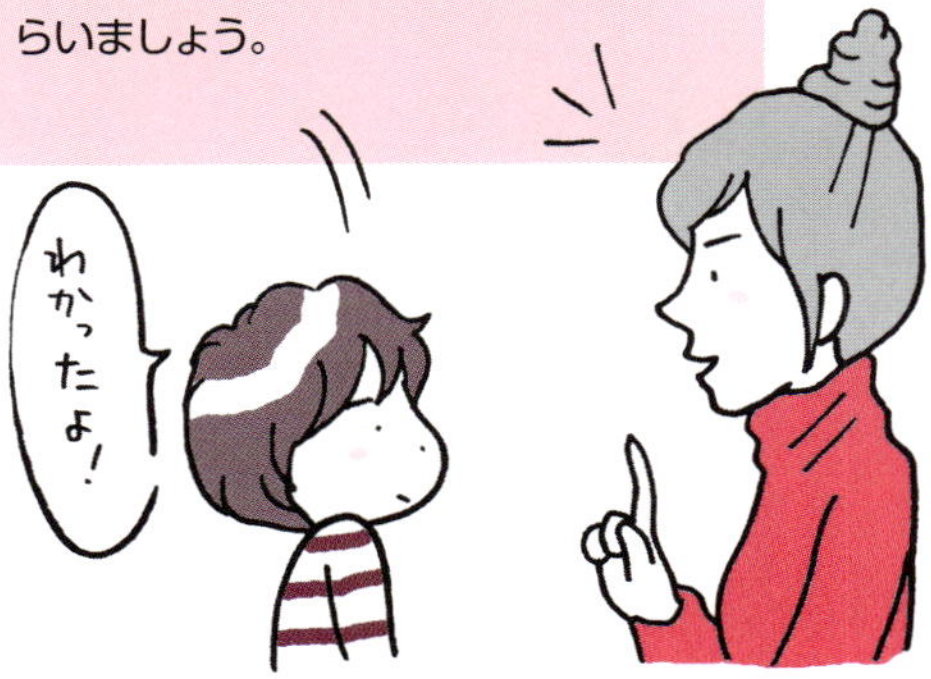
わかったよ！

無理に友だちと遊ばせせない

けっして友だちが嫌いというわけではないのですが、自閉症スペクトラムの特性には、ひとりで遊ぶことが好きで集団行動が苦手ということもあります。

集団行動より ひとりが好き

一般的に自閉症スペクトラムの子どもはひとりで遊ぶことが好きなのですが、友だちが大好きな子どももいます。しかし、その特性から特定の子につきまといトラブルが起きてしまうこともめずらしくありません。

特に小学校の低学年ぐらいまでは、周りの子どもへの気配りがじょうずにできないために、精神的な負担になってしまい、同年代の子どもと遊ぶよりは、自分を理解してくれる（と思っている）大人と遊ぶことを好む子どももいます。

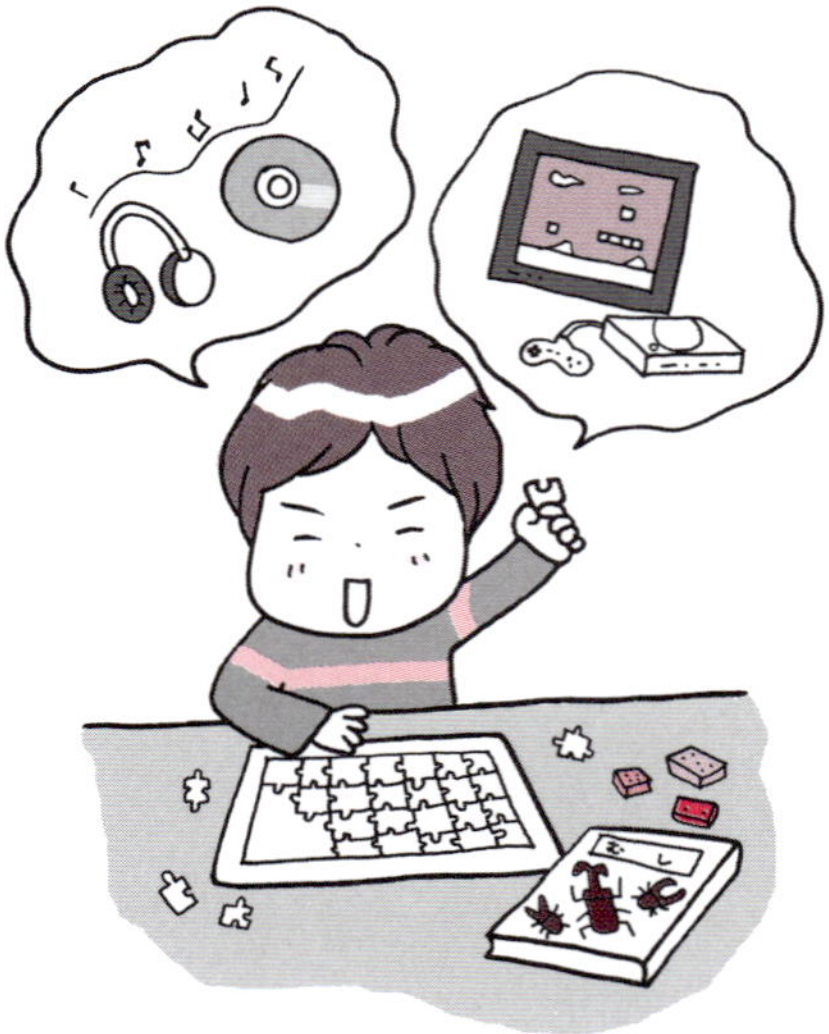

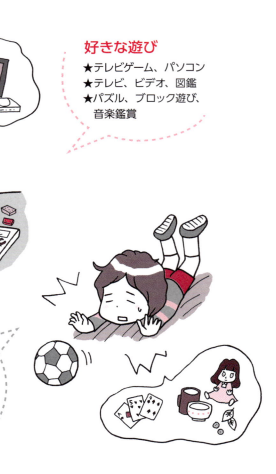

好きな遊び

★テレビゲーム、パソコン
★テレビ、ビデオ、図鑑
★パズル、ブロック遊び、
　音楽鑑賞

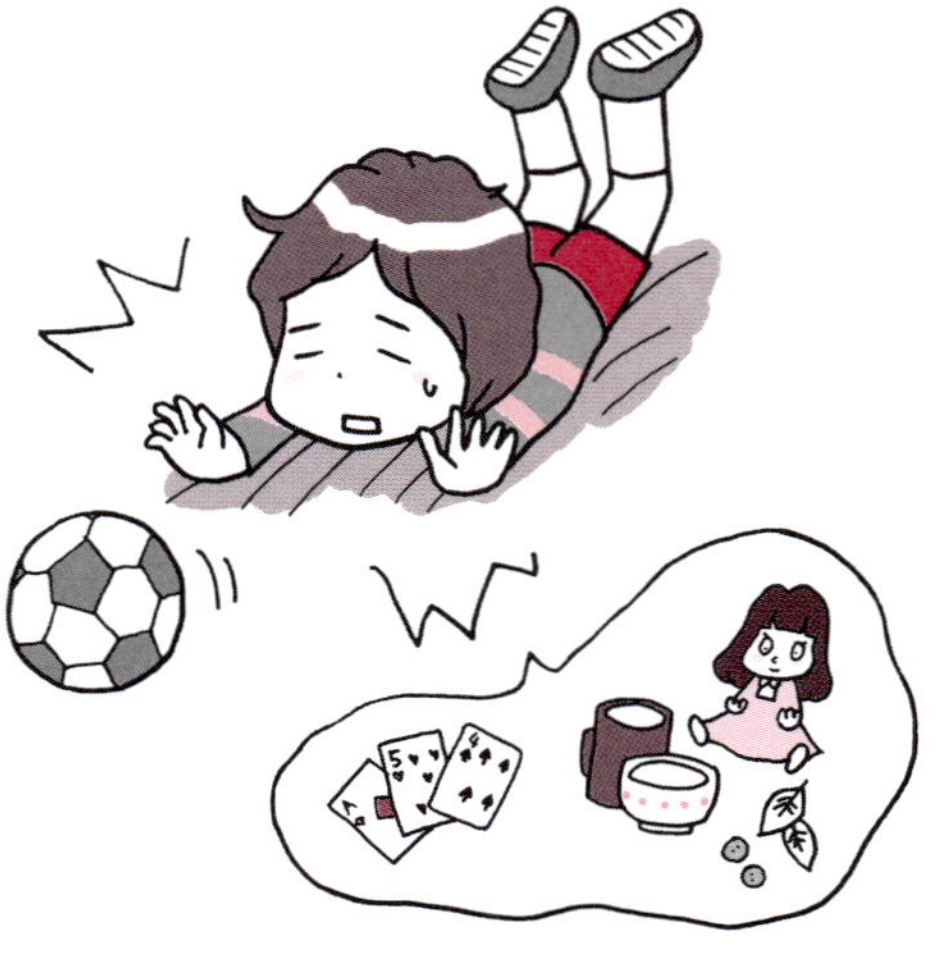

苦手な遊び

★球技、スポーツ
★鬼ごっこ、ままごと
★トランプなどの
　複雑なゲーム

また、成長して思春期になると、友だちをつくりたいと無理をしてしまう子どももいます。同級生の言うことには何でも従ったり、極端な場合は一緒に悪ふざけをして非行に走ってしまうケースもあります。

特性を持ってはいても、友だちをつくることは嫌いではないのです。ただ、基本的に集団行動が苦手で大きなストレスを感じてしまうことを理解してあげる必要があります。

特性のある子どもを誘うときは

こうした集団行動が苦手という特性は、成長しても変わりません。運動会の練習や合唱などの練習に参加させる場合にも無理に参加させるより、本人の状態を見て、参加させるようにしてください。

また、特性を持っている子どもを遊びに誘うときは、次の3つのポイントを守るといいでしょう。

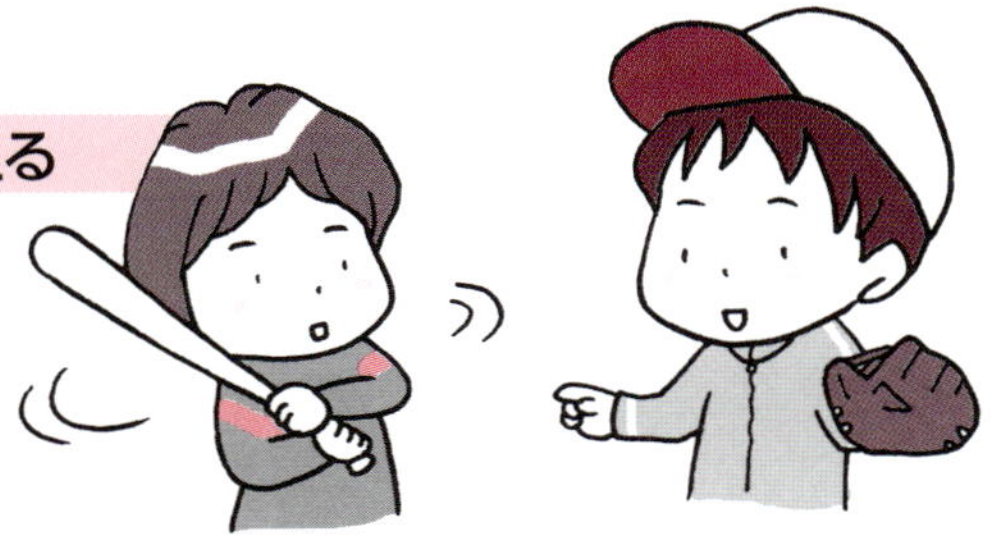

ていねいに教える

遊びやゲームに誘うときは、ルールや動作を具体的に説明して、準備する時間をもうける。

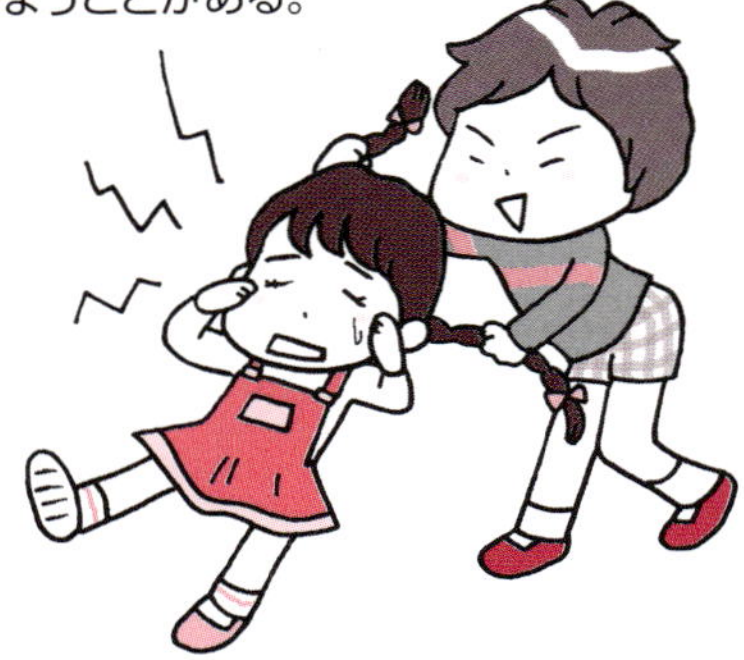

悪ふざけやいたずらに誘わない

自分の行動に手かげんができずに、いたずらをしすぎてしまうことがある。

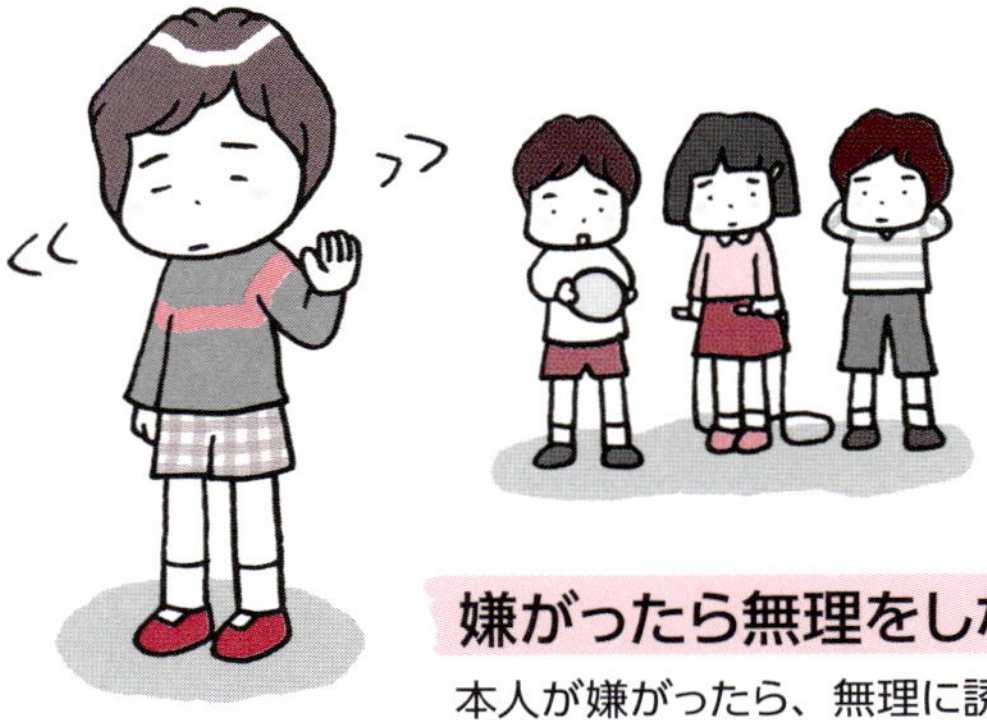

嫌がったら無理をしない

本人が嫌がったら、無理に誘わずひとりにする。

クラス内のルールやマナーを守れないとき

クラスのなかには決められたルールやマナーがあります。しかし特性のある子どもには、そうしたルールやマナーがなかなか理解できません。そんなときには……。

マナーやルールは具体的に教える

学校や社会といった人が集まる共同体の中には、さまざまなルールやマナーがあります。

自閉症スペクトラムの子どもは、実際に目で見えるものや具体的で習慣的なことを理解する能力には問題がありませんが、目で見ることができないマナーやルールを理解することはとてもむずかしいのです。

彼らがマナーやルールを破ったとしても、わざとしているわけではなく、ただ知らないだけなのです。また、人の気持ちや表情を読むことも苦手なために、ルールを破ったことを相手がどう思っているのかも読み取れず、トラブルになってしまうことも少なくありません。そうしたトラブルを防ぐためにも担任の先生から、クラスの友だちには、こうした特性を説明してあげてください。

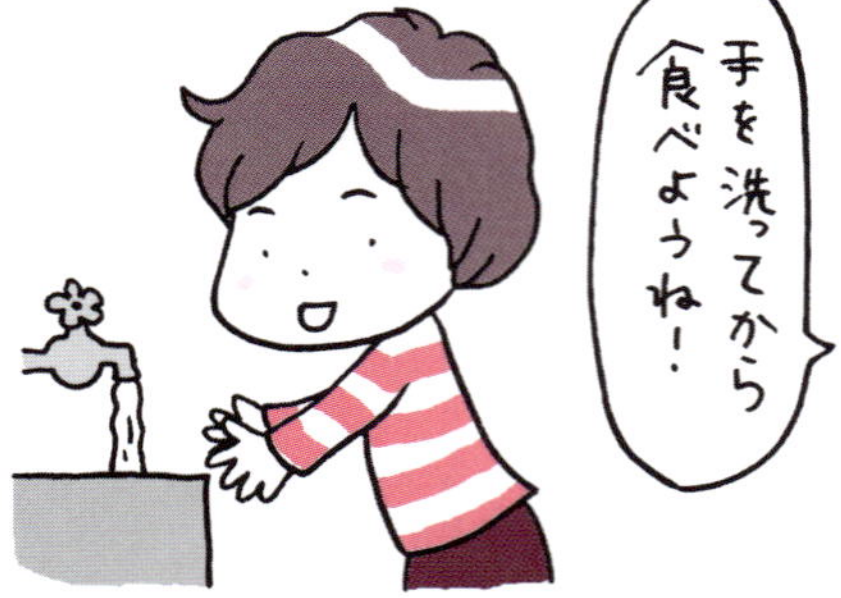

しからず、どうしたらよいかを簡潔に教えましょう。

もし、彼らがルールやマナー違反をしたとしても、「そんなことしちゃ、ダメじゃない」としかるだけでは何の解決にもなりません。それどころか、時にはその子どもの自尊心を傷つけてしまうことになります。しかっても、次に何をすればいいのかわからなければ子どもはとまどうだけです。

ルールやマナーを教えるときは、わかりやすい言葉で具体的に指示します。たとえば、「列の一番後ろに並ぼう」とか、「手を洗ってから食べましょう」、「人の物を使うときは、貸して、と言おうね」、「返すときはありがとう、と言ってね」などと、肯定的な言い方で注意するようにしましょう。

好きなことや遊びをひとり占めしてしまう

特性を持っている子どもは、公園のブランコやパソコンなど、自分が好きなものを独占したり、好きな遊びをいつまでもやめようとしないなどの場合があります。

遊びの順番を教えよう

自閉症スペクトラムの子どもは、「楽しみや興味を周囲の人と共有しにくい」という特性を持っています。オモチャや遊び道具を独占してしまうのは、この特性とも関係があります。

そのため、自分の好きな本を友だちに貸したりオモチャを見せたりすることが苦手です。学校の道具や遊具でも気に入ると独占してしまい、順番を待っている子どもにいつまでも回さないこともあります。彼らは一見、自己中心に見られがちですが、そうではありません。

遊びや学校で道具を使うときには、マナーやルールがあることが理解できていないのです。

そういうときには、マナーやルールがあることを説明してあげてください。

学校で使う道具や遊具は、口で説明するよりも、使う順番を示したボードとタイマーを置いて「学校でパソコンを使うときは、一人15分だよ。このタイマーがなったら、次の順番の○○ちゃんに回そう」と指示します。タイマーの代わりに、時計の文字盤を指さして、「長い針が6のところにきたら終わりね」と言ってもいいでしょう。慣れてくれば、子どもは自主的に理解し行動するようになります。

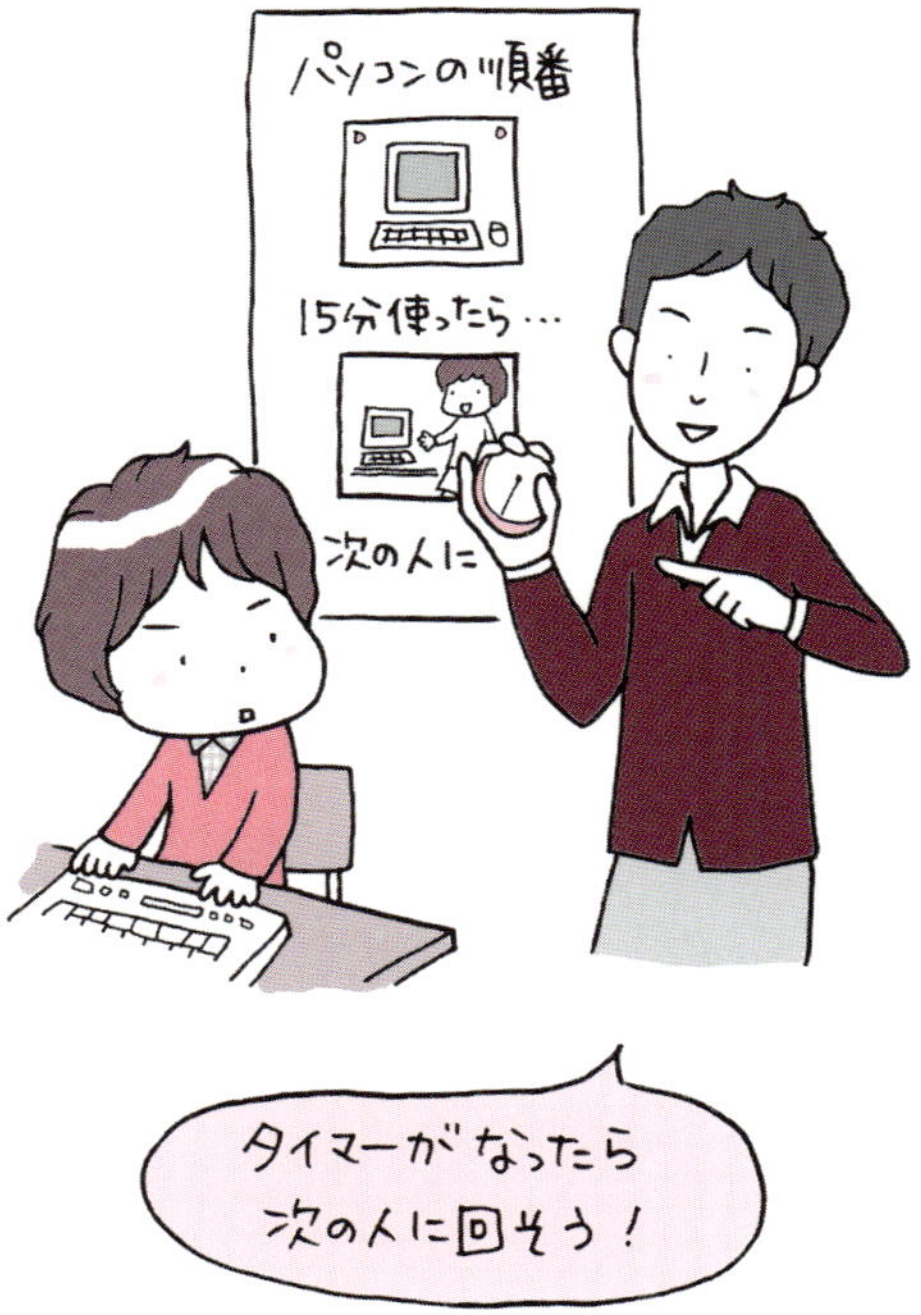
パソコンの順番
15分使ったら…
次の人に
タイマーがなったら
次の人に回そう！

休み時間や自由時間には「何をして過ごすか」を指示する

特性を持っている子どもの中には、授業と授業の間の休み時間や給食の後の自由な空き時間になるととまどってしまう子どもも見られます。

休み時間や自由時間の過ごし方にとまどう

授業中や学校内の決められた活動は、比較的落ち着いて行動できるのに、休み時間や自由時間になると、混乱してしまう子どもがいます。定型発達の子どもは休み時間には、トイレに行ったり、友だちと話したり好きなことをしてすごせます。しかし、特性を持っている子どもは、何をしてもいいという「自由時間」の過ごし方が苦手な場合が多いのです。

自由時間に自分が好きな遊びならできるだろうと思うかもしれません。しかし、きちんと決められていないと何をしていいのかわからなくなってしまうのも、自閉症スペクトラムの特性の一つです。

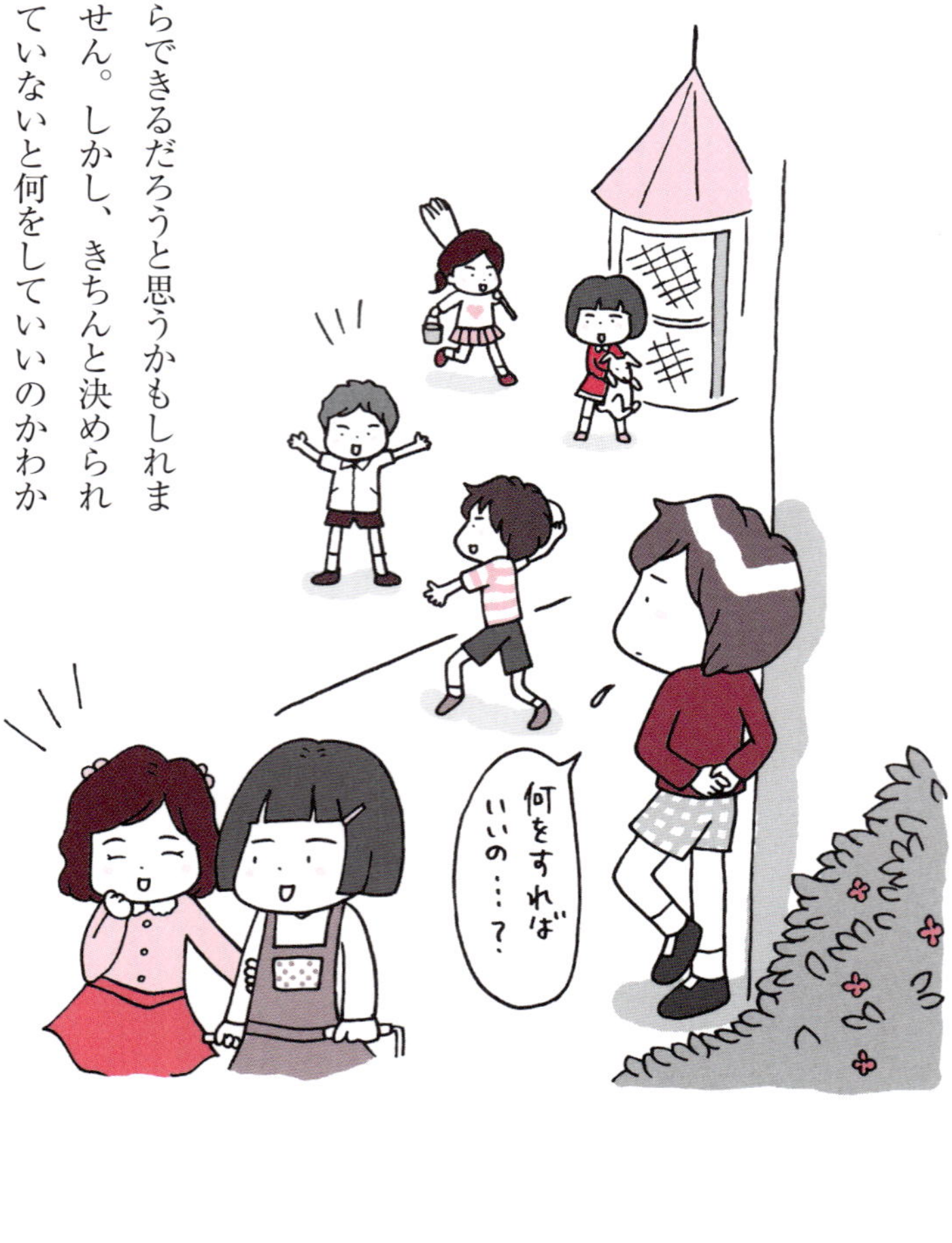

休み時間や放課後の過ごし方を指示しましょう

特性を持っている子どもが安心できるのは、次に何をするのか、その後には何をすればいいのか理解できている状況なのです。そこで、教室の中に時間の流れに沿ったスケジュール表を貼っておきましょう。

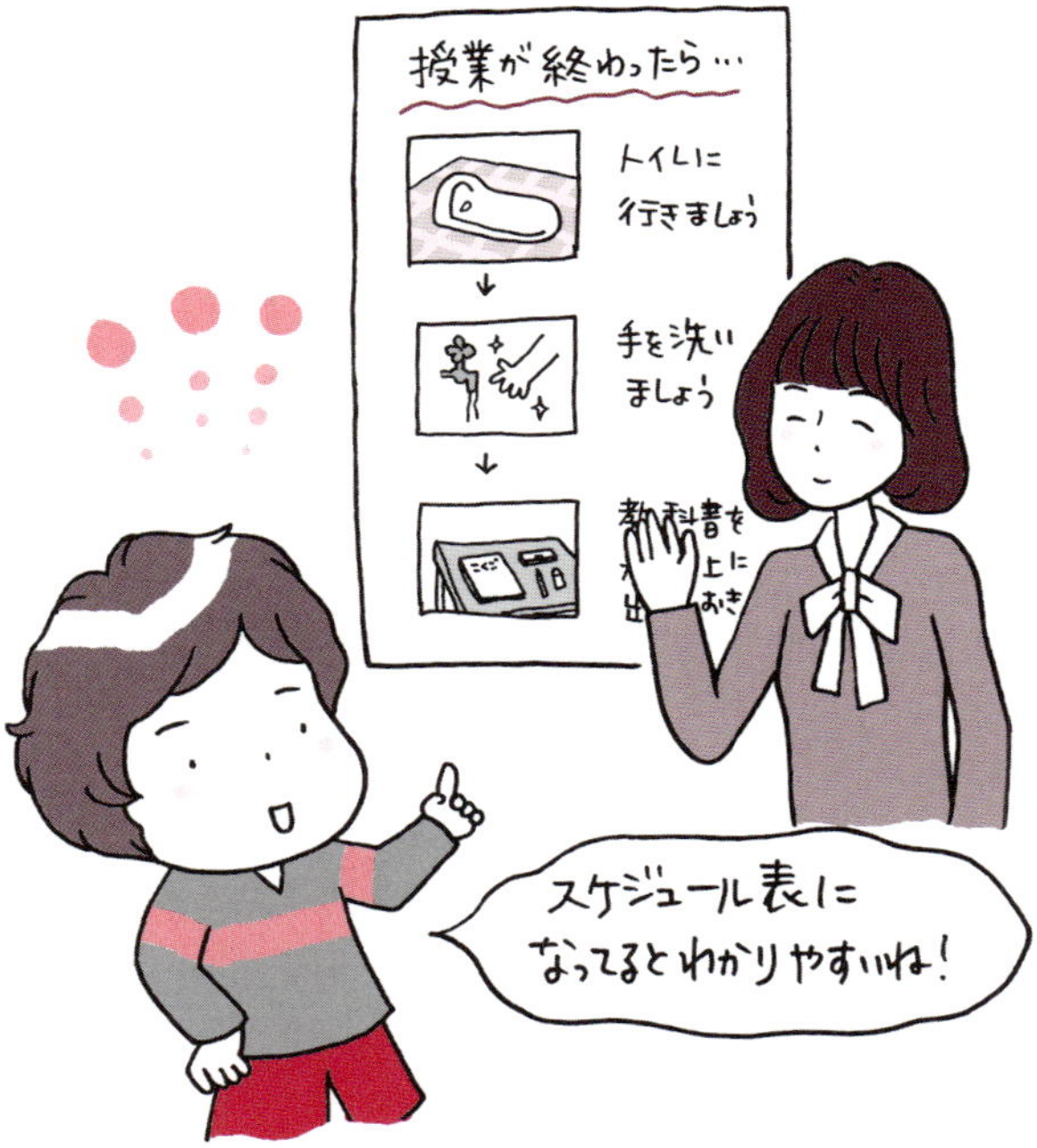
授業が終わったら…
トイレに行きましょう
手を洗いましょう
スケジュール表になってるとわかりやすいね！

たとえば、授業と授業の間には、「トイレに行きましょう」「国語の教科書を机の上に出しておきましょう」といったように、わかりやすい時間割や日替わりのスケジュール表を作っておくといいでしょう。

子どもには、授業が終わったらスケジュール表を確認するように指示しておけば安心します。慣れてくると、自分で確認して自立して行動できるようになります。

特に保育園や幼稚園、小学校といった時期には、子どものほうからの希望が出せるように、絵（イラスト）カードを貼れるような「要求ボード」を作っておくのも効果的な方法です。

専門家の中には、自閉症スペクトラムの療育において、こうした休み時間の過ごし方の指導を一番大切にしている人も多いのです。

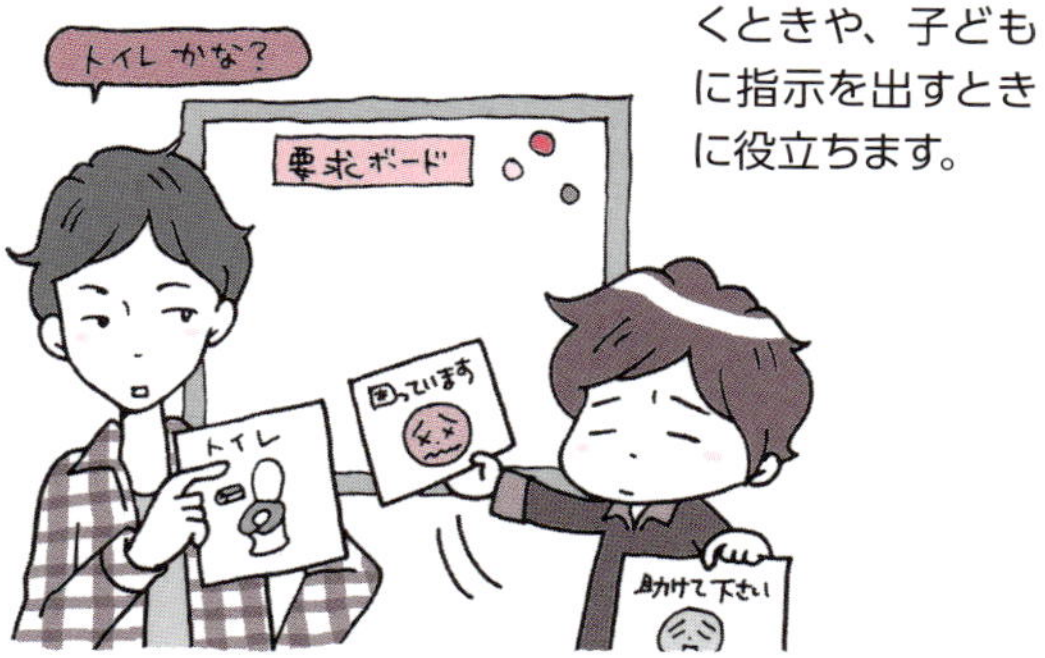
トイレかな？
要求ボード
トイレ
困っています
助けて下さい

イラストカードは、子どもの希望を聞くときや、子どもに指示を出すときに役立ちます。

教室内でのストレスを減らすには

教室内では授業を含め、先生が大きな声を出すことは日常的にあります。しかし、特性を持っている子どもは大きな声が苦手で勉強が手につかなくなる場合もあります。

教室の中にはストレスの原因がいっぱい

教室の中にはクラスメートがいたり、先生の大きな声が響いたりします。定型発達の生徒にとっては楽しい教室も、特性を持っている子どもにとっては意外とストレスを感じる場所なのです。

たとえば授業中などで、先生が突然生徒に近づいてきたり、大きな声で名前を呼ぶこともあるでしょう。そんなとき、彼らは強い不安や恐怖を感じてしまうことがあります。生徒に近づくときは、まず声をかけると、安心します。

勉強の面でも、声をかけるときには注意が必要です。テストを返すときなど、「こんな点数じゃ、中学へ行けないぞ」といったような「強い励まし」は、生徒にとっては否定され、怒られたように感じてしまいます。「次は、答えを書いたらもう一度見直してみよう」といったように、具体的にわかりやすい言葉をかけるようにすると、子どもも理解できます。

「○○しなさい」、「次は○○へ行きなさい」といったような命令形の指示もできればさけて、「○○しましょう」「次は○○へ行きましょう」というような言い方に変えましょう。教室のストレスを減らしてあげることで特性を持つ子どもも学校生活に慣れてきます。

教室の中で感じるストレス

人混み
クラスメートが集まっている所は苦手。みんなが集まっているときは、一度その場から離して指示を出すとよい。

大声
クラスの中で大声を出されたり、大きな声でおしゃべりをされたりすると怖がることもある。

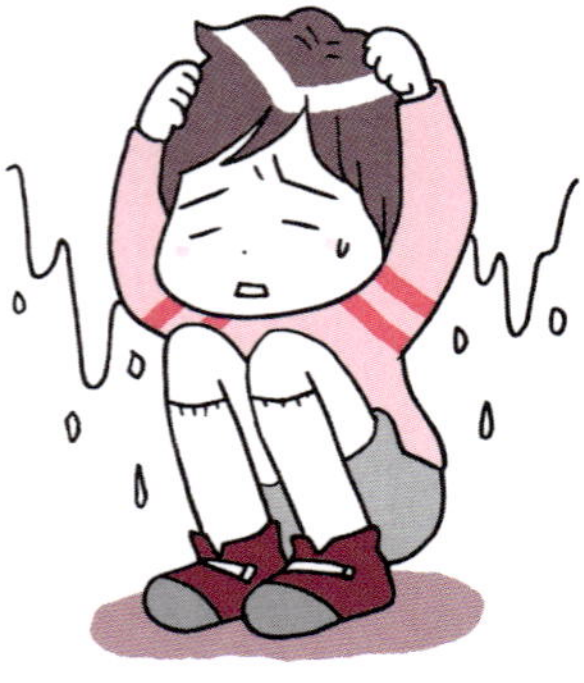

初めての場所
家庭科教室や野外教室などふだんの教室以外の初めての場所に行くと不安になってしまう。

接近
先生や友だちが急に近づいて来たり、後ろから肩をたたかれたりすると恐怖を感じる。時には暴力を振るうこともある。

得意分野は、褒めて伸ばす

特性を持っている子どもが一番うれしいのは、やはり先生や友だちから褒められることです。問題点を指摘するよりも、まずはよい点を褒めて伸ばしてあげましょう。

欠点よりも長所を褒めることが成長につながる

学校での自閉症スペクトラムの子どもとの接し方の基本は、何といってもよい面を見てあげることです。

もし、先生が子どものよい点に気がついて褒めてくれたら、それは長所となり子どもも自信を持つことができるでしょう。子どもが自信を持てば、学校へ行くことが楽しくなり、少しずつ学校生活にも慣れてきます。

自閉症スペクトラムは成長とともに特性がなくなってしまうわけではありませんが、適切な対応をすることによって、大きな問題ではなくなるケースもあります。人を怖がらない方法、人にさわられてもがまんできる方法、聞いた話を覚えておく方法など、自分なりのやり方で覚えていくのです。学校生活は将来のこうした「成長」を助ける大事な場なのです。

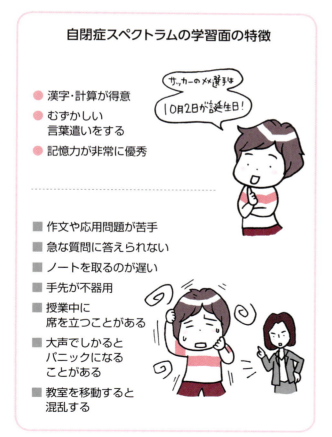

自閉症スペクトラムの学習面の特徴

- 漢字・計算が得意
- むずかしい言葉遣いをする
- 記憶力が非常に優秀

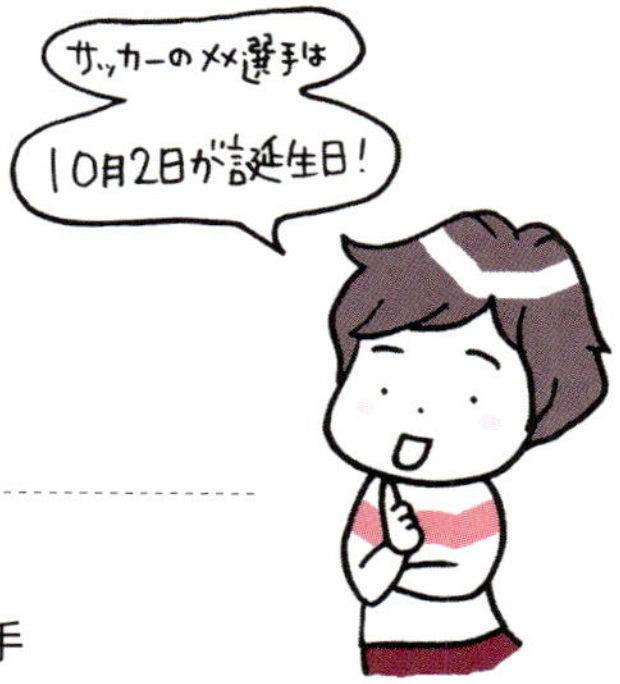

- 作文や応用問題が苦手
- 急な質問に答えられない
- ノートを取るのが遅い
- 手先が不器用
- 授業中に席を立つことがある
- 大声でしかるとパニックになることがある
- 教室を移動すると混乱する

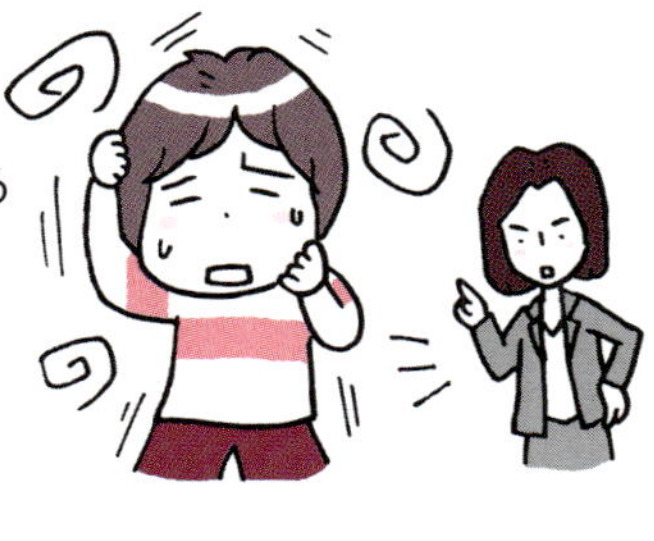

言ってほしくないことは、はっきりと伝える

特性を持っている子どもがクラス内のルールを破ったり、人の欠点を指摘しているのを見かけたりしても、なかなか言い出しにくいものですが……。

思ったことを言ってしまうのはなぜ?

自閉症スペクトラムの子どもは、人の気持ちや状況を考えることが苦手です。けっして悪気はないのに、「へんな色の服だね」とか「太っているね」などと、人が気にしていることでも平気で指摘したりしてしまいます。会話の中で脈絡なく言ってしまったりすることもあります。

友だちが気分を害して、「どうして、そんなことを言うの」と言い返しても、当人は、なぜ相手が怒っているのか、なぜ嫌われるのか理解できません。そんなことがつづけば、自閉症スペクトラムの子どもは、クラスのみんなが自分を嫌っていると思い、学校に行かなくなってしまうこともあるのです。

そんな状況にならないためには、言われたときにはっきり嫌だと伝えられればいいのですが、そこが意外とむずかしいのです。お互い感情的な対立になってしまい、大きな声やつかみ合いに発展して、友だち関係の修復ができなくなってしまうことも少なくありません。怒りや反発は自閉症スペクトラムの子どもに恐怖感を与えてしまい、ますます孤立させることもあるからです。

特性を持っている子どもに注意をするときは、「服のことは言わないんだよ」「からだのことは言わないものだよ」と具体的にはっきりと言ってあげましょう。友だちが直接言いにくいときは、先生が間に入ってあげるのもいいでしょう。

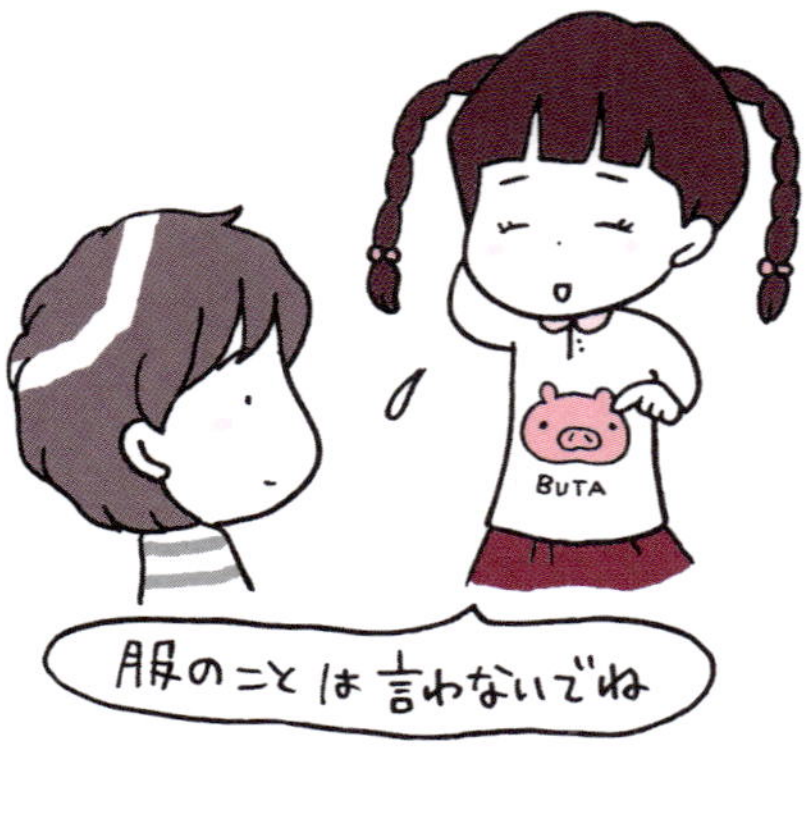

なぜ、人を傷つけてしまう言動をするの？

人の表情が読み取れない

悲しい場面などでも、笑ってしまうといった行動をとってしまう。

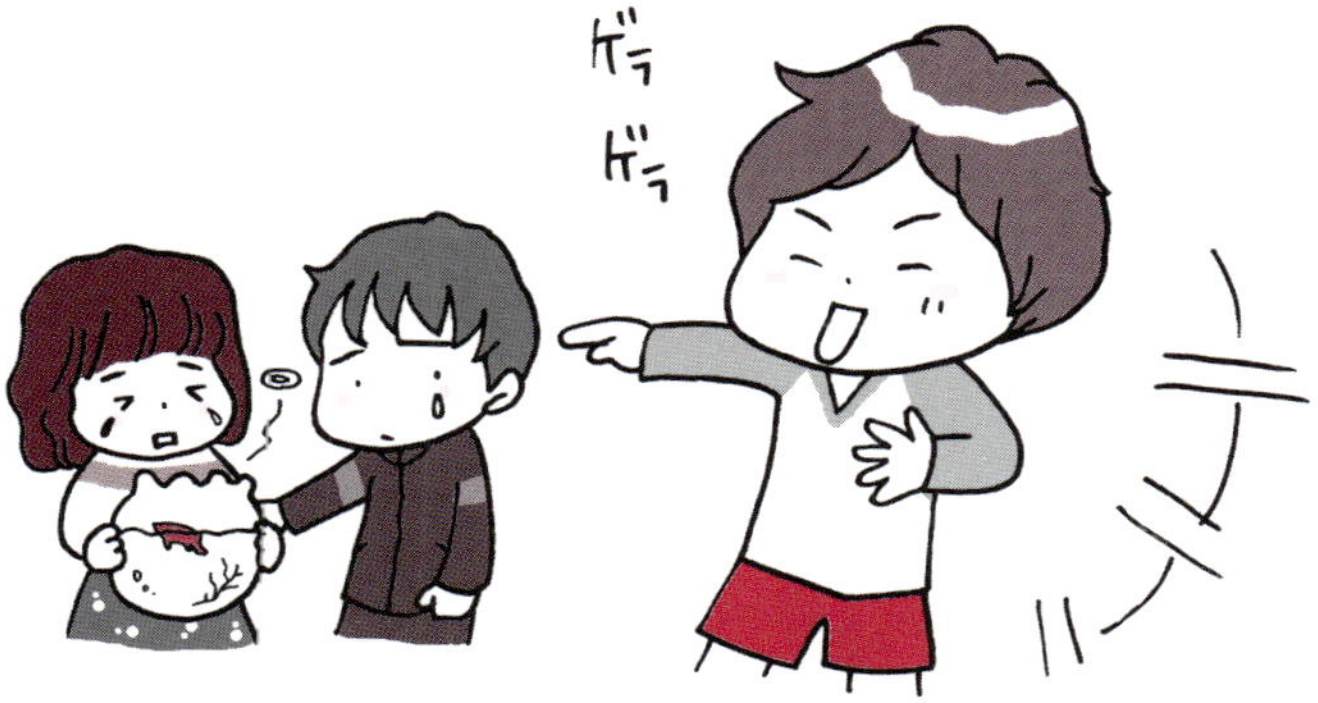
ゲラ
ゲラ

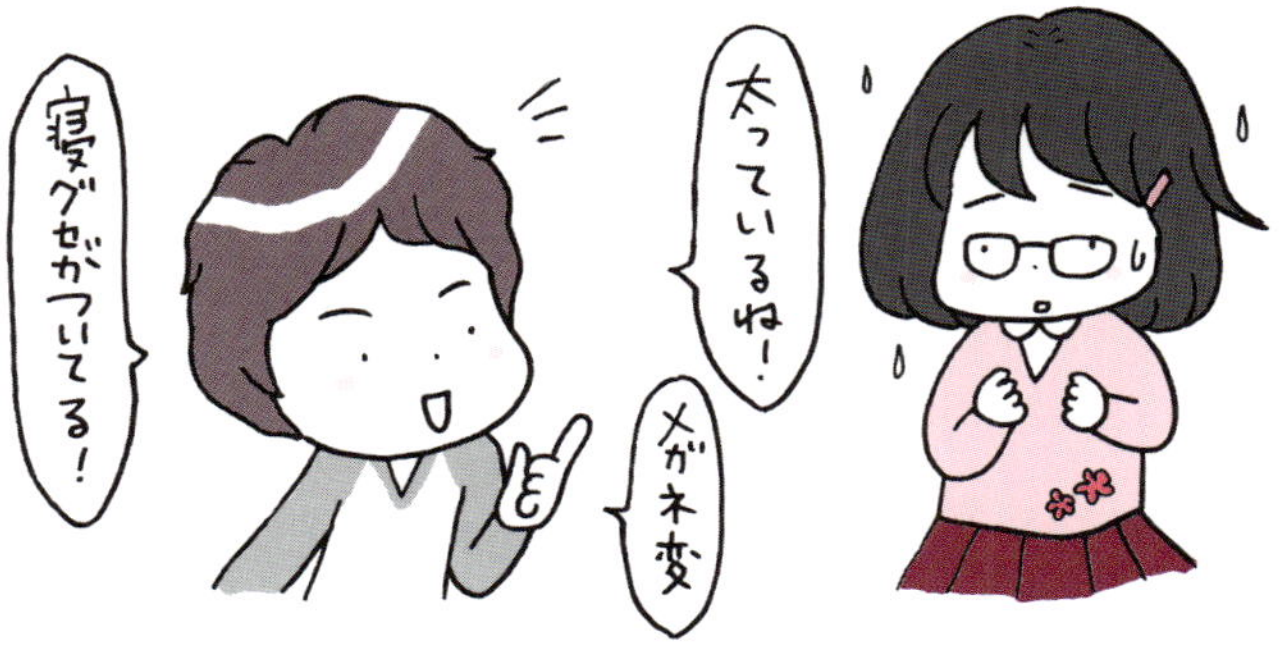
寝グセがついてる！
太っているね！
メガネ変

人の気持ちがわからない

相手が困っていても、正直に思ったことを口に出してしまう。

自覚がない

自分の発言で人を傷つけても、そのことに気がつかない。

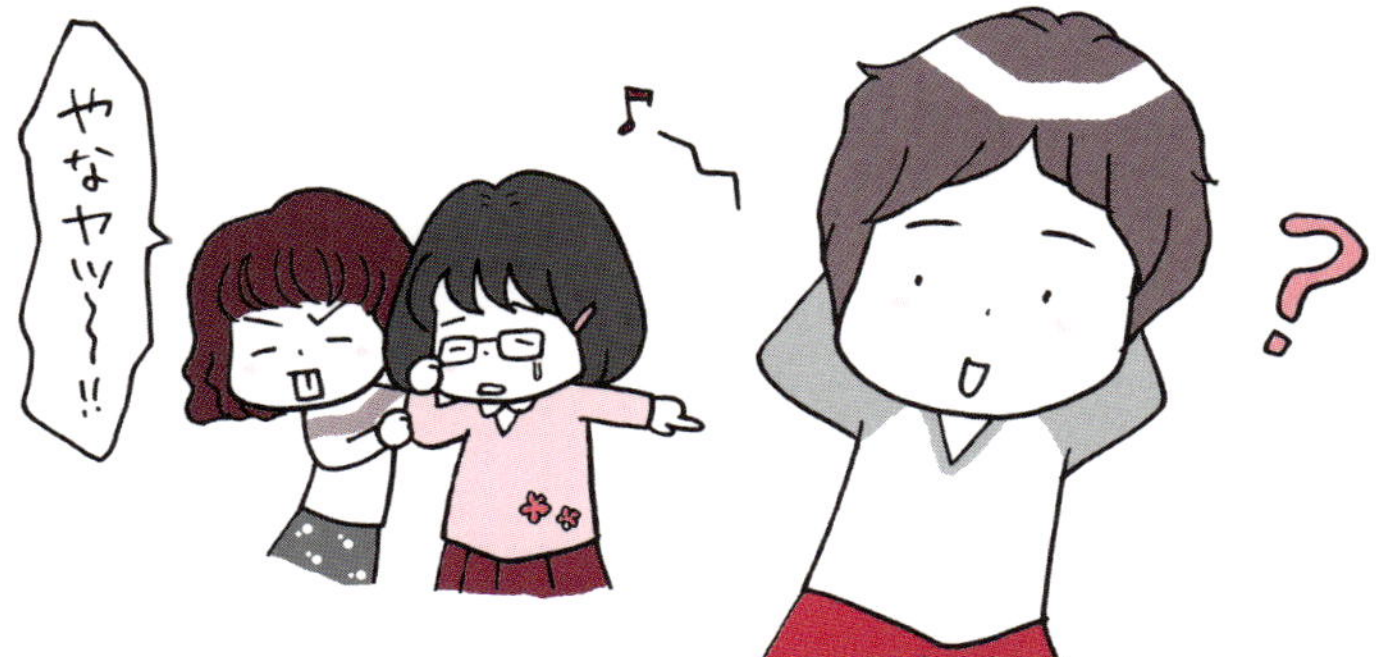
やなヤツ〜!!

学校でもひとりになれる場所をつくってあげる

家ではもちろん学校でも自閉症スペクトラムの子どもは、パニックを起こしてしまうことがあります。
そんなときは、ひとりになれる場所に連れていき落ち着くのを待ちましょう。

気持ちが落ち着くまで黙って見守る

集団行動や自由行動などクラスの中では、さまざまな行動が要求されます。特性を持っているために、クラス内の行動についていけなかったり、理解できない状況になってしまったとき、泣き叫んだり、壁に自分の頭を打ちつけてしまったりするパニックを起こしてしまうこともあります。

そんなとき、騒ぐ子どもに対して「やめなさい」と強くしかったり、力ずくでおとなしくさせようとしたりすることは逆効果になります。

理由を問いただしたり、なだめようと話しかけたりするのもよくありません。子どもはますます混乱してしまうだけです。

パニックを起こしたら、まず他の子どもも含めて危険がないかどうか、本人にケガなど危険がないかどうかを確認します。

もし、自宅であれば、特に差し迫った問題がなければ、何もしないで、子どもが落ち着くまでその場で待っていましょう。子どもが落ち着いたら、褒めてあげて、場合によっては好きなお菓子などの

✕ 大きな声でしかる
押さえつける

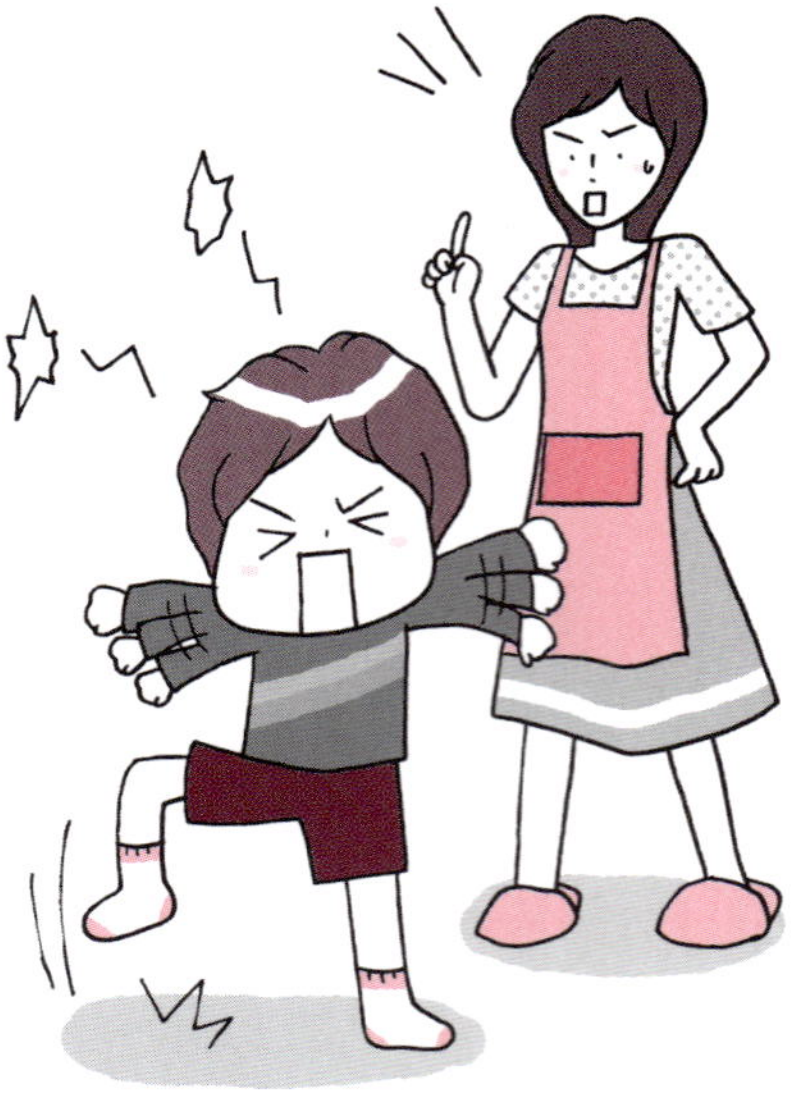

状況に対応しきれずにパニックになっている子どもをしかったりさとしたりすると、ますます混乱、反発する。

ごほうびをあげましょう。

ほかの生徒から離れて ひとりになれる場所をつくる

自宅であれば、黙って見守っていればいいのですが、学校では少し事情が変わります。自宅と違って学校には周りに友だちがいます。周りに人がいると、子どもはなかなか気持ちを落ち着かせることができません。

そこで、特性を持っている子どもが落ち着ける場所をあらかじめ決めておいて、パニックなどの問題行動が起きたときはそこに連れていくようにします。保健室や資料室など人の気配があまりなく、落ち着ける部屋が適しています。

特性を持っている子どものために小さな休息室をつくっておくことも一つの方法です。

特性を持っている子どもは、集団のなかにいると不安になってしまうことがあります。教室の中にも、つい立てなどで囲ってひとりになれるスペースをつくってあげるのも有効です。

黙って見守る パニックがおさまったら ほめてあげる

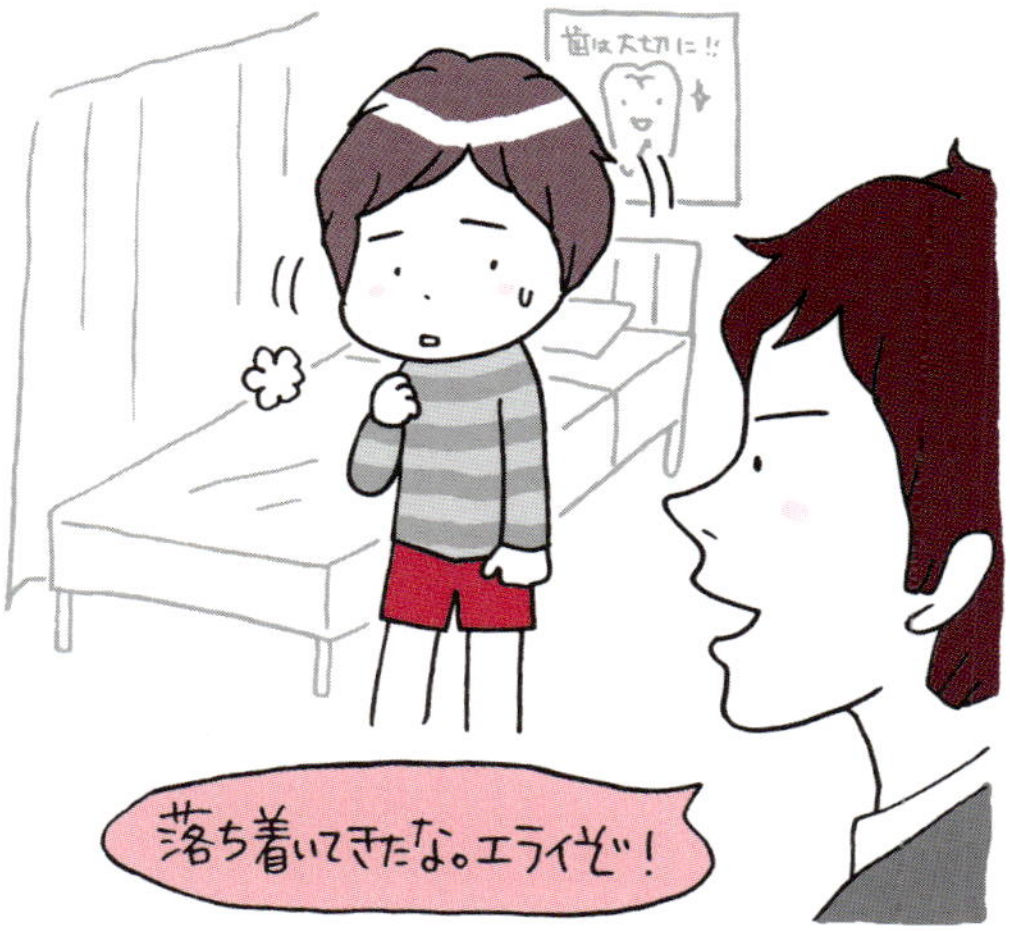

保健室など静かな落ち着ける場所に連れていき、クールダウン。

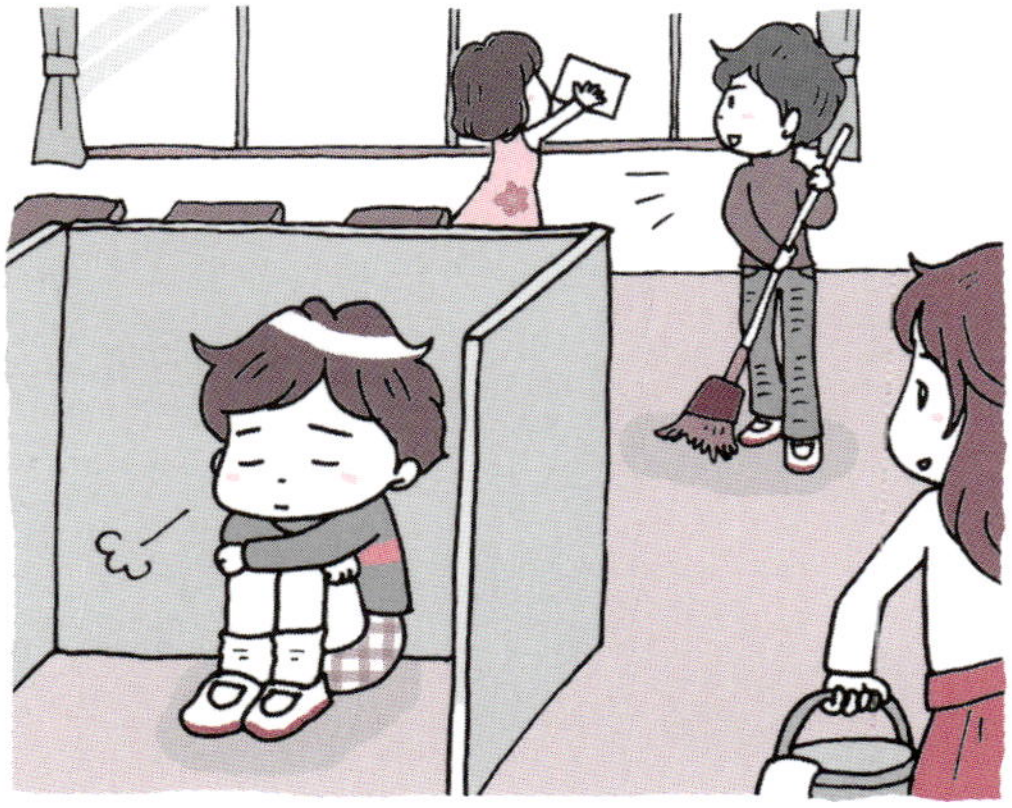

間仕切りコーナーを作って、ほかの子どもと距離をとれるようにしてもよい。

受験勉強は、本人の意思と特性に合わせて指導する

勉強や将来への意識は人によって違ってきます。自閉症スペクトラムの子どもであっても、勉強のやり方を工夫することによって、より上の学校をめざすことはできます。

受験勉強と進学先は、子どもの特性を考えて

自閉症スペクトラムの子どもは学習の習得に偏りがあることが多いのですが、知的発達の遅れがない場合は、記憶力や集中力といった長所を伸ばして学ぶことで高校や大学をめざすことは十分に可能です。基本的に自閉症スペクトラムの子どもの進学問題は、本人しだいといえます。

学習面で少し配慮してほしいのは「まんべんなくやらせよう」と考えないことです。できないことを無理にやらせようとしないで、できることを伸ばしてあげるようにするとよいでしょう。

もちろん、自閉症スペクトラムには、想像力や社会性などの分野で特性がありますが、受験という目標にとっては大きなマイナスにはならないはずです。むしろ、受験という目に見える目標ができることは、特性を持った子どもにとって勉強に集中できる環境といえるでしょう。計画どおりに勉強して、希望の高校や大学に進学している人も少なくありません。

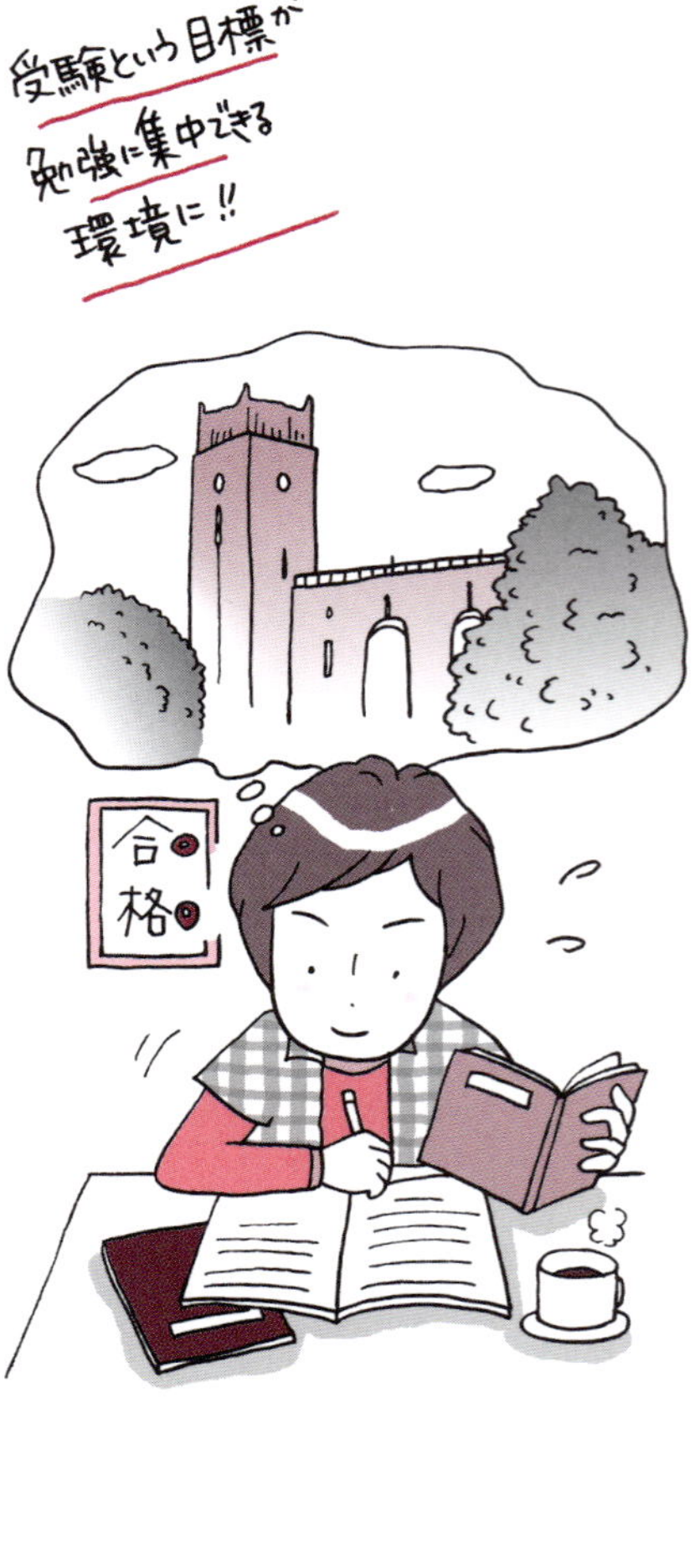
受験という目標が
勉強に集中できる
環境に!!
合格

高校の選び方

本人の意欲や学習能力に合わせた高校を選ぶ。進学相談は、担任の教師だけでなく、医師や保健師といった専門家とも相談する。

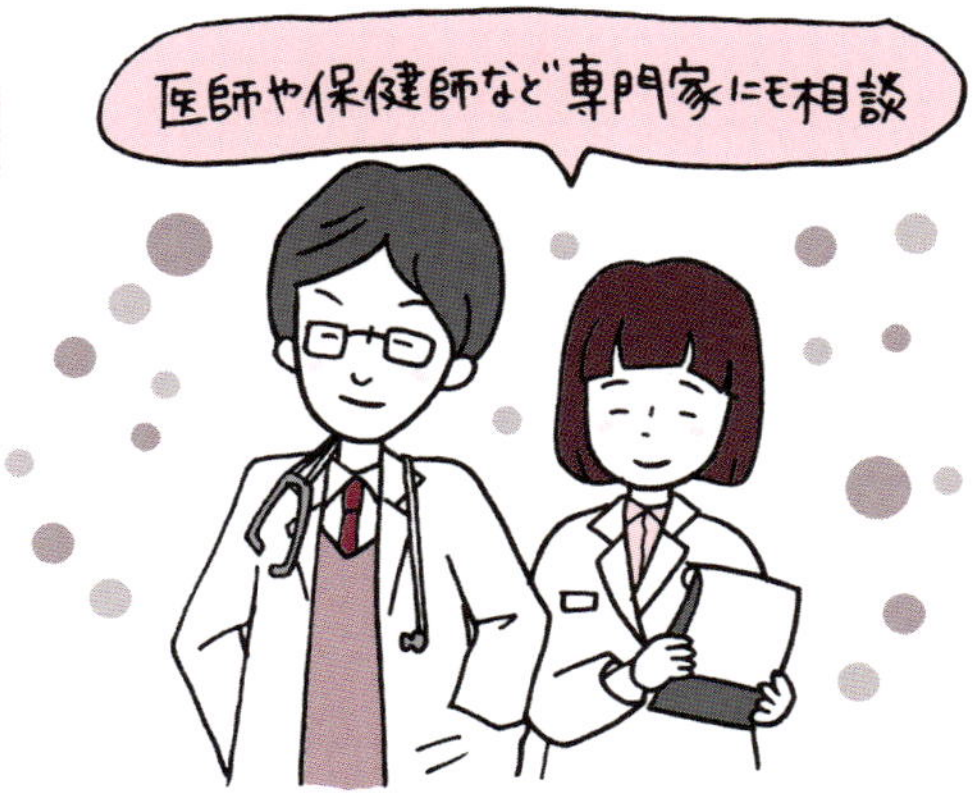
医師や保健師など専門家にも相談

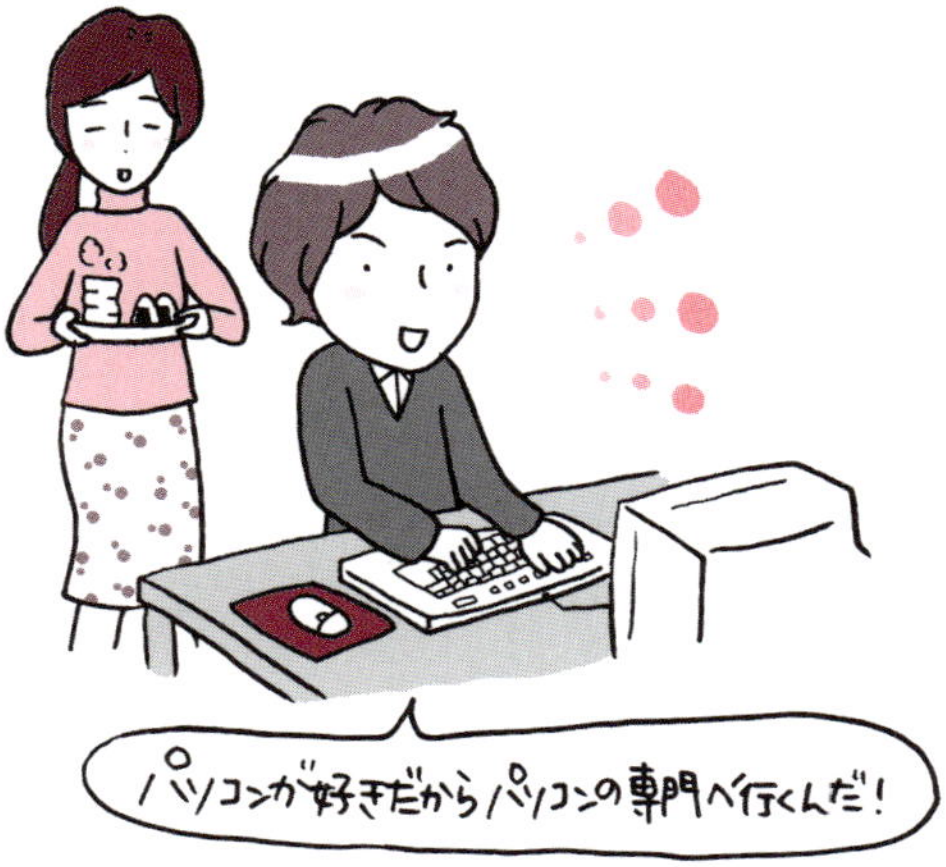
パソコンが好きだからパソコンの専門へ行くんだ!

専門学校・大学の選び方

選択肢が広がるが、将来の目標を確認して本人の興味にあった専門学校や大学を選ぶ。受験勉強のストレスをやわらげるように親と教師などが連携して支援する。

受験による 2次障害もある

進学や受験勉強は、特性のある子どもにとって大きな成長をもたらす半面、勉強の方法や進学先を間違えると2次障害の原因になる場合もあります。

自閉症スペクトラムの子どもには完璧主義的な面があり、得意な科目で失敗した場合など、受け入れることができずにパニックになる場合もあります。

また、勉強に集中しすぎて体調をくずしたり、できなかった問題にいつまでもこだわることもあります。受験勉強のストレスから、心身症や不登校といった2次障害になってしまう場合もあります。

受験勉強や進学先の選択は、親の希望を押しつけず、本人の特性と希望に合わせて考えてください。

Column

性に対する悩みには、どう対応すればいい？

時期が来たら、正しい性知識を教える

小学校も高学年になってくると、異性に対する意識が芽生えてきます。自閉症スペクトラムの子どもは、人の気持ちを察したり、人の表情を読み取ったりすることが苦手です。そのため、思春期になって、何となく周囲の友だちがさけているような性に関する話題をはっきり口に出してしまうこともあります。周りが面白がってはやし立てたりすると、いつまでもやめずに周囲を困らせてしまいます。

　まず、子どもに人前でしてはいけないことを教えましょう。「性に関する話や行動を人前でしてはいけない」「外や人前で性器に触れてはいけない」といったように具体的に指示を出します。父親から言ったほうがよい話題、母親のほうがよい場合がありますから、役割分担をして話してあげましょう。

　家庭で子どもと一緒に性について話すことは、親としての照れもあり、なかなかむずかしいことだとは思います。その場合は、きょうだいや保健の先生から話してもらうのもいいでしょう。

性的な関心がめばえると…

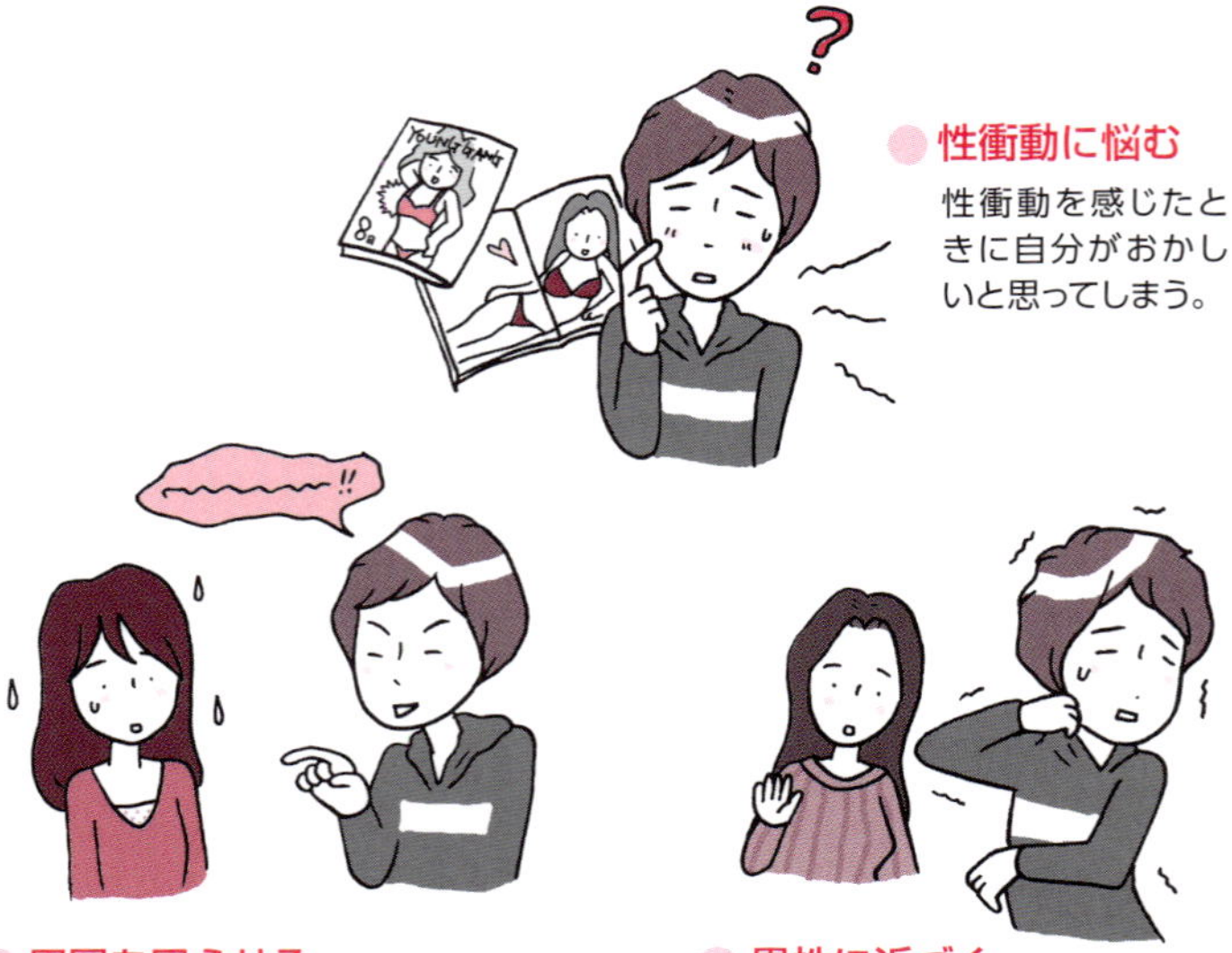

性衝動に悩む
性衝動を感じたときに自分がおかしいと思ってしまう。

周囲を困らせる
性の問題を意識していないと、時と場所に関係なく、性的な話題をして周囲を困らせてしまう。

異性に近づく
関心がある異性の級友ができると、その人のそばにピタリと寄りそうことを繰り返す。

Column

就労や将来について、どう考える？

職種や業種は本人しだいで選べる

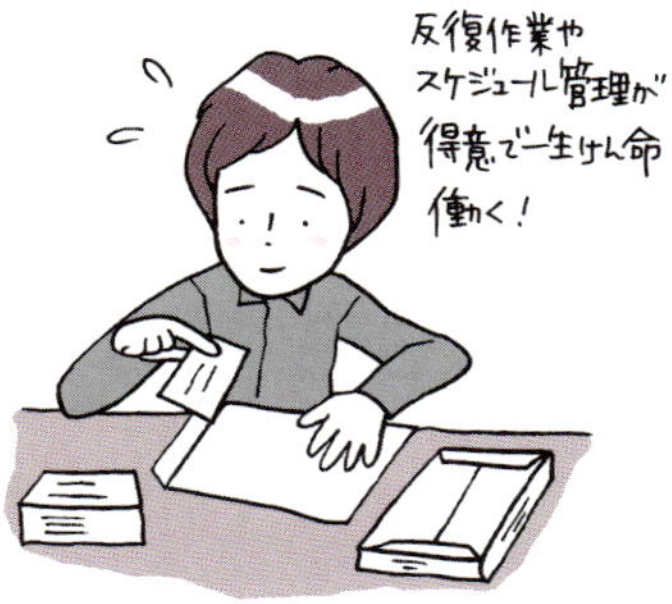
反復作業やスケジュール管理が得意で一生けん命働く！

自閉症スペクトラムの特性を持っている子どもの親御さんであれば、将来、高校や大学などを卒業して就職はできるのか、という問題を当然考えることでしょう。

学習面に関しては、よい部分を伸ばしてあげることが大切です。その結果、特定の分野ですぐれた能力を示すこともありますから、大学に残って研究者になれる可能性もあるのです。

まずは、子どもの持っている特性を理解し支援してあげる環境が必要です。

就職を考える時期が来たら、親、学校の先生、就職先などの関係者と本人の特性やどのようにサポートしていくか、といったことをよく話し合うことが重要です。

だれにでも得意、不得意があるように、特性を持っている子どもは、コミュニケーションや社会的な偏りがあるために、向いている業種、向いていない業種があります。場面に応じた判断が必要な店員さんやセールスマンといったいわゆる対面型の仕事には向いていません。

しかし、反復作業を嫌わず、計算時間にも正確だったり、が得意という長所があります。ひとりでいても、スケジュールに沿って物事を進めていくことが得意なため、一生けん命働くといった特性もあります。適性に合わせて職種を選び、高度で専門的な職種に就いている人もいます。

自閉症スペクトラムの人のなかには、就職が決まって一人暮らしを送っている人も、結婚して家庭を築いている人もたくさんいます。人の幸せは一つではありません。まずは本人が望む幸せを応援してあげることが大事なのではないでしょうか。

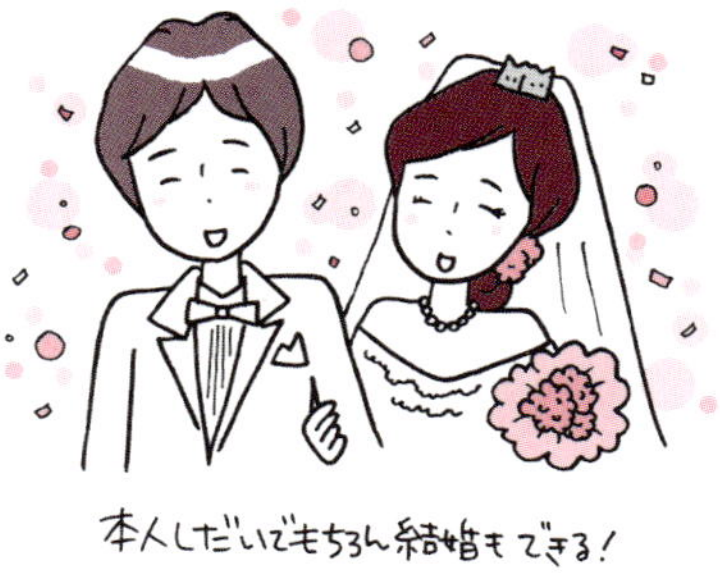
本人しだいでもちろん結婚もできる！

Q7 幼稚園や学校に子どもの特性を伝えると、いじめられたり、差別されたりするのでは？

A　伝えないと周囲の理解や支援を得られず、もっといじめられる可能性があります。

いじめや差別の原因になることを恐れて、子どもの特性を学校に伝えることを躊躇する親御さんがいます。でも、親が隠しても先生やクラスメートが自然に気づくようになり、からかいなどから次第にいじめの対象になってしまうことがあります。親が隠していると、周囲の人が手助けしたくてもアクションを起こすことができません。

子ども特性やその対処法について学校や先生に前もって説明しておけば、理解とサポートを得られやすくなります。

自閉症スペクトラムで知能の遅れもあるＦさんのお母さんは、子どものことを地域にオープンにして、地域ぐるみのサポートを受けながら上手に育ててこられました。親が胸を開いて支援を求めることで、子どもも集団生活がしやすくなるのです。

Q8 知能の遅れはありませんが、ふつうの幼稚園や小学校に行けますか。

A　知能の遅れや暴力などの問題行動がなければ通常学級へ。

その子どもの持っている特徴によりますが、知能の遅れがなければ、ふつうの公立の幼稚園や小学校でよいでしょう。療育機関を中心にする必要はないと思います。

知能の遅れよりもむしろ、暴力などの問題行動があるかどうかがカギになります。パニックを起こしやすい子どもでも暴力がなければよいのですが、暴力や危険行為が強い場合などは、どこに入るにしても対応がむずかしいものです。専門医や保健所、発達障害者支援センターなどに相談してみましょう（127ページ参照）。

Q9 遠足や運動会、誕生会などのイベントが苦手です。無理なく参加させるには？

A 「いつもと違う」ことが不安に。事前に親も一緒にリハーサルを。

特性を持つ子どもは、遠足や運動会、誕生会などの集団で行う行事に参加することが得意ではありません。「いつもと違う」行事というのは、何が起こるかわからないので不安になるのです。

行事にうまく参加させる一つの方法は、事前に十分にリハーサルをすることです。前の年の行事のビデオや写真を何度も見せるメンタルリハーサルがよく行われています。どんなところで何をするのか前もって教えておき、その状況に慣れさせる方法です。

遠足や合宿では、親が事前に現地に連れて行き、ここに来るんだよ、ここに泊まるんだよ、と実際に体験させるのもよいでしょう。

ある小学校4年生の知的な遅れがある自閉症スペクトラムの子どものケースでは、先生にどの部屋のどのベッドに寝るかまで決めてもらい、親がそこに連れて行って、何度もリハーサルをした結果、まったく問題なく初めての宿泊学習ができました。

行事の中でも運動会には力を入れて、きちんと練習させようとする学校が多いので、特性を持つ子どもは「何でいつもと違うんだ」と理解ができず、ストレスになりがちです。その場合は、先生がそばについて、できそうなことを少しずつさせるのがよいでしょう。

3年保育の幼稚園で年少のときは何もできなくても、年中で先生と一緒に少しできた、年長になって初めてひとりでできた、という子どもはめずらしくありません。年長でできるようになったのは、本人のペースを尊重し、無理をさせなかったからです。本人は3年かかって、こういうことなんだ、とようやく安心感を持てたわけですね。

何より大切なことは、「練習しなさい」と強要したり、無理をさせたりしないことです。特性を持つ子どもは無理じいされると不安になり、嫌な思いがいつまでも消えないからです。不快な体験の記憶は、定型発達の子どもよりもずっと強く残り、同じ場面になるとフラッシュバックといって、不安な気持ちが蘇えってしまうのです。不安感を植えつけないように、できることをさせて、できたら褒めてあげましょう。

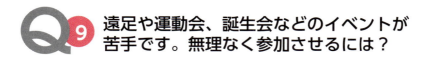

おわりにかえて

自閉症スペクトラムの子どもでは、失敗体験がつづいたまま思春期前後になると、「死にたい」「自分なんかいないほうがいい」などの自分を否定する言葉や、「殺してしまいたい」「人を刺すとどうなるの?」などの攻撃的な言葉がポツンと出てくることがあります。こうした言葉を聞くと、親や学校の先生は驚いてどう対応してよいかわからず、思わず『そんなこと言うんじゃない!』と注意したりしかったりするような対応をしてしまうこともあります。

こうした言葉は、子どもがほんとうに悩んでいることのあらわれです。それなのに、注意されると、子どもはもう自分が悩んでいることを話してくれなくなり、ひとりで悩んでしまうことになりかねません。

こうしたことからわかるように、自閉症スペクトラムの子どもに限らず、発達の特性のある子どもたちに関しては、何がどれだけできるようになるか、学習の成績がどれくらい上がるかということよりも、思春期から青年期の年代にどれだけ気持ちが安定しているかということが、本人の生活に最も影響を与えるものとなります。子どもが「できない」部分は、親御さんにとってはとても気になることであることは確かだと思います。でも、勉強はトップクラスでも、家で荒れて暴力をふるっている毎日では何にもならないでしょう。

子どもは、発達の問題があろうがなかろうが、自分のプラスもマイナスも丸ごと受け止めてもらえていると感じられることが、気持ちの安定にとても役立ちます。そのための第一歩は、子どもが、自分が話すことを何でも黙って聞いてもらえるという体験が大事になります。子どもが何か言うと、大人は、つい何か言いたくなりますが、それをがまんして、子どもが言いたいことを「そうなんだ」と相槌を打ちながら聞いてあげることから始まります。子どもが悩んでいることにすぐに解答を出せなくても、一緒に考えてあげるという姿勢があれば、子どもは自分が受け入れられていると感じることができるでしょう。

この本でも自閉症スペクトラムの子どもへの対応の仕方についていろいろ書いてあります。そうしたやり方も、子どもが安定した気持ちで毎日を過ごすことができるための手段なのだとご理解いただければと思います。

自閉症スペクトラムの子どもたちの心をくみ取って、親子で育ち合う日々を過ごしていただけることを願っています。

自閉症スペクトラムに関する情報が得られる公的機関

◆ **国立特別支援教育総合研究所　発達障害教育情報センター**　http://icedd.nise.go.jp/blog/

発達障害教育情報センターは、教育情報のキーステーション。発達障害についてもっと学びたい、支援や指導方法について知りたい、教材教具のことを知りたい、国の施策・法令などが知りたい……そんな人に向けた情報が満載。

◆ **発達障害情報・支援センター**　http://www.rehab.go.jp/ddis/a/index.html

厚生労働省の国立障害者リハビリテーションセンター内に設置してあります。「こころと体に関する情報」「生活支援に関する情報」「社会参加に関する情報」「教育に関する情報」があり、全国の発達障害者支援センターの一覧表も載っています。

◆ **文部科学省**　http://www.mext.go.jp/a_menu/01_m.htm

文部科学省のＨＰ内にある、特別支援教育に関するページ。平成 19 年4月から、学校教育法に位置づけられた「特別支援教育」に関しての知識が得られます。

参考資料

『アスペルガー症候群（高機能自閉症）のおともだち』
内山登喜夫／監修、安倍陽子・諏訪利明／編　ミネルヴァ書房

『ガイドブック　アスペルガー症候群・親と専門家のために』
トニー・アトウッド／著、冨田真紀・内山登喜夫・鈴木正子／訳　東京書籍

『高機能自閉症・アスペルガー症候群「その子らしさ」を生かす子育て』吉田友子／著　中央法規

『あなたがあなたであるために』ローナ・ウィング／監修　吉田友子／著　中央法規

『のび太・ジャイアン症候群４　ＡＤＨＤとアスペルガー症候群』
司馬理英子・加藤醇子・千谷史子／著　主婦の友社

『アスペルガー症候群（高機能自閉症）のすべてがわかる本』佐々木正美／監修　講談社

『ぼくはアスペルガー症候群』権田真吾／著　彩国社

『じょうずなつきあい方がわかる　自閉症の本』佐々木正美／監修　主婦の友社

『じょうずなつきあい方がわかる　ＡＤＨＤ（注意欠陥・多動性障害）の本』司馬理英子／監修

『発達障害をもつ子どもの心ガイドブック』主婦の友社／編　主婦の友社

『発達障害の子どもの心と行動がわかる本』田中康雄／監修　西東社

『こころの科学　神経発達障害のすべて　ＤＳＭ−5対応』連合大学院小児発達学研究科・森則夫・杉山登志郎／編

『発達139　【特集】子どもの精神医学と親子支援　ＤＳＭという診断基準の改定を受けて』ミネルヴァ書房

監修者
宮本信也（みやもと・しんや）
筑波大学大学院人間系長

昭和53年、金沢大学医学部卒業。その後、自治医科大学小児科研修医、同助手、講師を経て、平成３年に筑波大学心身障害学系助教授に。平成10年、同教授。平成16年に同大学大学院人間総合科学研究科教授、平成27年に現職に。専門は、発達行動小児科学。筑波大学附属病院小児科で心理外来の診療も行っている。現在、子ども虐待への対応、自閉症スペクトラムへの対応、小児心身症への対応に力を注ぐ。日本小児心身医学会常任理事、日本ＬＤ学会常任理事など多数の学会に所属。趣味は山歩き。監修書に、本シリーズの『じょうずなつきあい方がわかる　ＬＤ学習障害の本』（主婦の友社）などがある。

staff
装丁／今井悦子（ＭＥＴ）
装画／ Yuzuko（田代　卓事務所）
本文デザイン／志摩祐子、西村絵美（いずれもレゾナ）
本文イラスト／１章、３章・こもぢゆうこ、２章、４章・いしだゆうこ
校正／若林功子
構成・文／池内加寿子
編集担当／八丹陽子（主婦の友社）
編集デスク／田川哲史（主婦の友社）

本書は 2009 年刊行の『アスペルガー症候群　高機能自閉症の本』に新規の内容を加え改訂したものです。

自閉症《じへいしょう》スペクトラム（アスペルガー症候群《しょうこうぐん》）の本《ほん》

監　修／宮本信也《みやもとしんや》
発行者／荻野善之
発行所／株式会社主婦の友社
〒 101-8911
東京都千代田区神田駿河台 2-9
電話（編集）03-5280-7537
（販売）03-5280-7551
印刷所／図書印刷株式会社

©SHUFUNOTOMO Co.,Ltd.2015 Printed in Japan　ISBN978-4-07-413297-3

■乱丁本、落丁本はおとりかえします。
お買い求めの書店か、主婦の友社資材刊行課（電話03-5280-7590）にご連絡ください。
■内容に関するお問い合わせは、主婦の友社（電話03-5280-7537）まで。
■主婦の友社発行の書籍・ムックのご注文は、
お近くの書店か主婦の友社コールセンター（電話0120-916-892）まで。
■主婦の友社ホームページ　http://www.shufunotomo.co.jp/

そ-081001